NIESAMOWITE NISKOTŁUSZCZOWY KSIĄŻKA KUCHARSKA

100 super łatwych przepisów do przygotowania w domu, aby wzbogacić swój niskotłuszczowy przepis o dobroć

DINA LEWANDOWSKI

Wszelkie prawa zastrzeżone.

Zastrzeżenie

Informacje zawarte w tym eBooku mają służyć jako obszerny zbiór strategii, na temat których autor tego eBooka przeprowadził badania. Podsumowania, strategie, wskazówki i triki są tylko zaleceniami autora, a przeczytanie tego eBooka nie gwarantuje, że czyjeś wyniki będą dokładnie odzwierciedlać wyniki autora. Autor eBooka dołożył wszelkich uzasadnionych starań, aby zapewnić aktualne i dokładne informacje dla czytelników eBooka. Autor i jego współpracownicy nie ponoszą odpowiedzialności za jakiekolwiek niezamierzone błędy lub pominięcia, które mogą zostać znalezione. Materiał w eBooku może zawierać informacje pochodzące od osób trzecich. Materiały osób trzecich zawierają opinie wyrażone przez ich właścicieli. W związku z tym autor eBooka nie ponosi odpowiedzialności za materiały lub opinie osób trzecich.

Książka elektroniczna jest chroniona prawami autorskimi © 2022 z wszelkimi prawami zastrzeżonymi. Redystrybucja, kopiowanie lub tworzenie prac pochodnych na podstawie tego eBooka w całości lub w części jest nielegalne. Żadna część tego raportu nie może być reprodukowana ani retransmitowana w jakiejkolwiek formie reprodukowanej lub retransmitowanej w jakiejkolwiek formie bez pisemnej wyraźnej i podpisanej zgody autora.

SPIS TREŚCI

SPIS TREŚCI 3

WPROWADZANIE 7

ŚNIADANIE 8

1. Śniadanie owsiane 9
2. Jogurt owsiany śniadanie 11
3. Kakaowe Płatki Owsiane 13
4. Płatki owsiane z jagodami i wanilią 16
5. Płatki owsiane jabłkowe 18
6. Masło Migdałowe Bananowe Płatki owsiane ... 20
7. Płatki owsiane z granatem kokosowym 22
8. Pizza z jajkiem 24
9. Omlet z warzywami 26
10. babeczki jajeczne 28
11. Jajecznica z Wędzonego Łososia 30
12. Stek i Jajka 33
13. Zapiekanka jajeczna 35
14. Frittata 38
15. Naan / Naleśniki / Naleśniki 40
16. naleśniki z cukinii 42
17. Ciasto Pikantne 44
18. Quiche 46
19. Sezamowe Kulki Twarogowe 49

PRZYSTAWKI 51

20. Hummus 52
21. guacamole 54
22. Baba Ghanush 56
23. Espinacase la Catalana 59

24.	Pasta oliwkowo kaparowa	61
25.	Dip z czerwonej papryki	63
26.	Bakłażan i Jogurt	65
27.	Caponata	67

GŁADKI 70

28.	Koktajl z jarmużem kiwi	71
29.	Smoothie z cukinii i jabłka	73
30.	Koktajl z mniszka lekarskiego	75
31.	Smoothie z kopru spadziowego	77
32.	Koktajl jabłkowy brokułowy	79
33.	Koktajl Sałatkowy	81
34.	Smoothie z awokado z jarmużem	83
35.	Smoothie z rzeżuchy	85
36.	Smoothie z zielonych buraków	87
37.	Koktajl ogórkowy z brokułami i porami	89
38.	Koktajl kakaowy ze szpinakiem	91
39.	Smoothie z masłem lnianym i migdałowym	93
40.	Koktajl jabłkowy z jarmużu	95
41.	Koktajl Lodowa Brzoskwinia	97
42.	Tęczowy Koktajl	99

DESERY 101

43.	Ciasteczka krabowe	102
44.	Słodka skórka do ciasta	104
45.	Szarlotka	107
46.	Owoce maczane w czekoladzie	110
47.	Ciastka bez pieczenia	112
48.	Surowe ciasteczka	114
49.	Lody	116
50.	Ciasteczka z przyprawami jabłkowymi	118

ZUPY 120

51. Zupa Krem z Brokułów 121
52. Zupa z Soczewicy 123
53. Zimna Zupa Ogórkowa z Awokado 125
54. Gazpacho 127
55. Włoska Zupa Wołowa 130
56. Kremowy pieczony grzyb 132
57. Zupa z czarnej fasoli 135
59. Zupa z dyni 140
60. Zupa Wieprzowa z Białej Fasoli 142
61. Grecka zupa cytrynowa z kurczakiem 145
62. Zupa Jajeczna 147
63. Kremowa Zupa Pomidorowa Bazylia 149

GŁÓWNE DANIE 151

64. gulasz z soczewicy 152
65. Duszony Zielony Groszek z Wołowiną 154
66. Chili z Białego Kurczaka 156
67. Wieprzowina z jarmużu 159
68. Curry z kalafiorem dyni 162
69. Crockpot Red Curry Jagnięcina 164
70. Łatwa soczewica Dhal 166
71. Gumbo 168
72. Curry z ciecierzycy 171
73. Kurczak w Czerwonym Curry 173
74. Duszona Fasolka Zielonka z Wieprzowiną 175
75. Ratatuj 178
76. Grillowana Wołowina 181
77. Polędwica Wołowa z Szalotką 183
78. Czerwony pieprz 186
79. Glazurowany klops 189

80.	Lasagne z bakłażana	191
81.	Faszerowany Bakłażan	194
82.	Faszerowana Czerwona Papryka z Wołowiną	196
83.	Super Gulasz	199
84.	Frijoles Charros	201
85.	Kurczak Cacciatore	203
86.	Kapusta Duszona z Mięsem	206
87.	Gulasz Wołowy z Groszkiem i Marchewką	208
88.	Gulasz z Zielonego Kurczaka	210
89.	Irlandzki gulasz	213
90.	Węgierski Gulasz Grochowy	215
91.	Kurczak tikka masala	217
92.	Grecka Gulasz Wołowy (Stifado)	220
93.	Gulasz Mięsny z Czerwoną Fasolą	223
94.	Gulasz z jagnięciny i słodkich ziemniaków	226
95.	Pieczona Pierś z Kurczaka	229
96.	Pieczony Kurczak z Rozmarynem	231
97.	Carne Asada	233
98.	Cioppino	235
99.	Flądra z Pomarańczowym Kokosem	238
100.	Grilowany Łosoś	240

WNIOSEK **242**

WPROWADZANIE

Dieta niskotłuszczowa to taka, która ogranicza tłuszcze, a często także tłuszcze nasycone i cholesterol. Diety niskotłuszczowe mają na celu ograniczenie występowania takich schorzeń jak choroby serca i otyłość. W odchudzaniu działają podobnie do diety niskowęglowodanowej, ponieważ skład makroskładników nie determinuje sukcesu w odchudzaniu. Tłuszcz dostarcza dziewięć kalorii na gram, podczas gdy węglowodany i białko dostarczają cztery kalorie na gram. Instytut Medycyny zaleca ograniczenie spożycia tłuszczów do 35% wszystkich kalorii, aby kontrolować spożycie tłuszczów nasyconych.

Chociaż tłuszcz jest istotną częścią diety człowieka, istnieją „dobre tłuszcze" i „złe tłuszcze". Znajomość różnicy może pomóc osobie w dokonywaniu świadomych wyborów dotyczących posiłków.

Jeśli stosujesz zdrową, zbilansowaną dietę, ograniczanie spożycia tłuszczu jest na ogół niepotrzebne. Jednak w pewnych okolicznościach ograniczenie tłuszczu w diecie może być korzystne.

Na przykład, diety niskotłuszczowe są zalecane, jeśli dochodzisz do siebie po operacji woreczka żółciowego lub masz chorobę woreczka żółciowego lub trzustki.

Diety niskotłuszczowe mogą również zapobiegać zgadze, zmniejszać wagę i poprawiać poziom cholesterolu.

ŚNIADANIE

1. Śniadanie owsiane

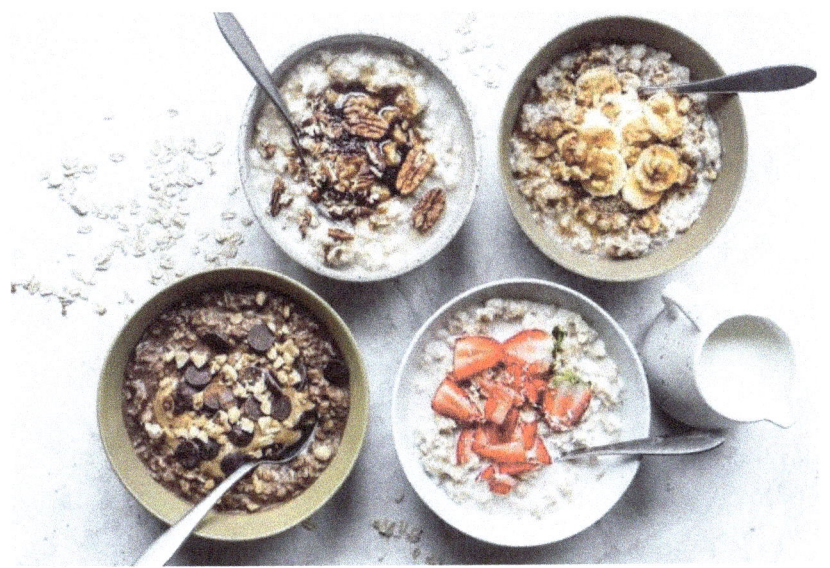

Służy 1

Składniki

- 1 szklanka ugotowanych płatków owsianych
- 1 łyżeczka ziemilenposiew
- 1 łyżeczka słonecznika
- Odrobina cynamonu
- Połowa łyżeczek kakao

Wskazówki

a) Płatki owsiane ugotuj w gorącej wodzie, a następnie wymieszaj wszystkie składniki.

b) Dosłodź, jeśli musisz, kilkoma kroplami surowego miodu.

c) Opcjonalnie: nasiona słonecznika można zastąpić pestkami dyni lub nasionami chia.

d) Zamiast kakao możesz dodać garść jagód lub dowolnych jagód.

2. Jogurt owsiany śniadanie

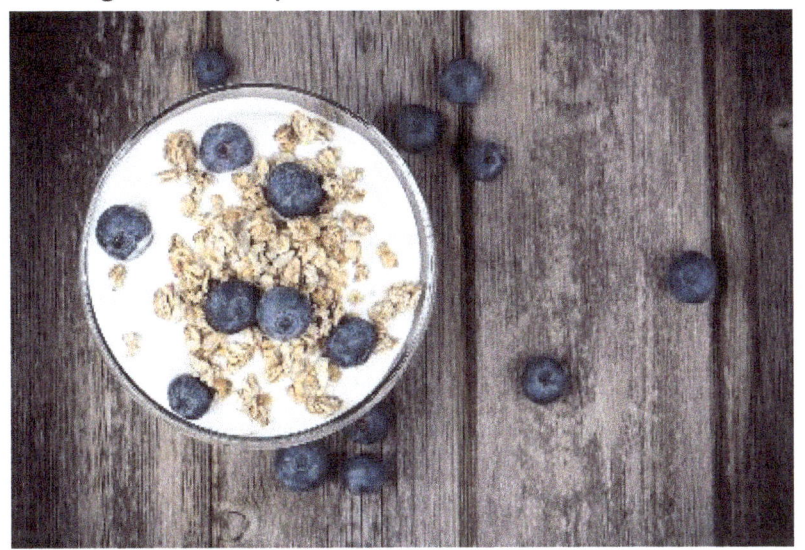

Służy 1
Składniki

- 1/2 szklanki suchych płatków owsianych
- Garść jagód (opcjonalnie)
- 1 szklanka jogurtu o niskiej zawartości tłuszczu

Wskazówki

a) Wymieszaj wszystkie składniki i odczekaj 20 minut lub pozostaw na noc w lodówce, jeśli używasz owsa pokrojonego w stal.

b) Obsługiwać

3. Kakaowe Płatki Owsiane

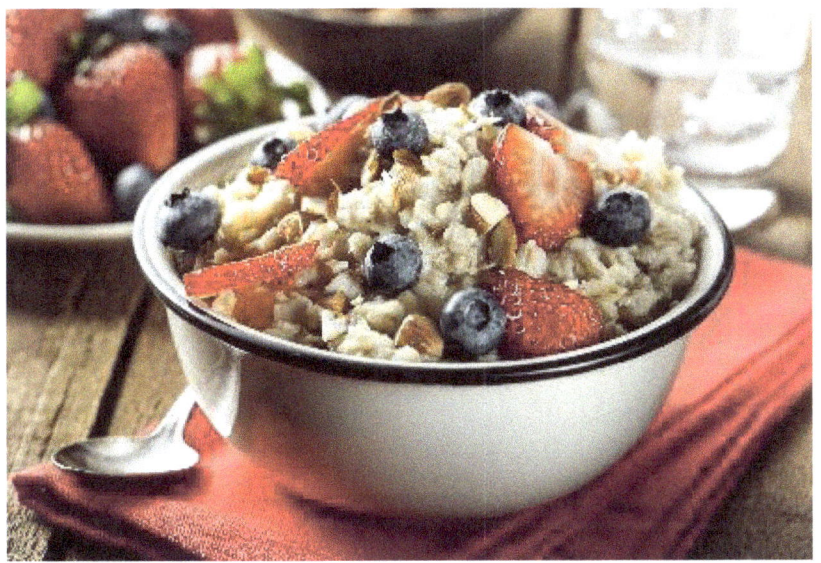

SŁUŻY 1

Składniki

- 1/2 szklanki płatków owsianych
- 2 szklanki wody
- szczypta łyżeczki soli
- 1/2 łyżeczki mielonejwaniliafasola
- 2 łyżki kakao w proszku
- 1 łyżka stołowasurowemiód
- 2 łyżki stołowe ziemilenmączka z nasion
- szczypta cynamonu
- 2 białka jaj

Wskazówki

a) W rondelku na dużym ogniu wrzuć płatki owsiane i sól. Przykryj 3 szklankami wody. Doprowadzić do wrzenia i gotować przez 3-5 minut, od czasu do czasu mieszając. W razie potrzeby dodaj 1/2 szklanki wody, gdy mieszanina zgęstnieje.

b) W osobnej misce wymieszaj 4 łyżki wody z 4 łyżkami kakao, aby uzyskać gładki sos. Dodaj wanilię na patelnię i wymieszaj.

c) Zmniejsz ogrzewanie do niskiego poziomu. Dodaj białka i natychmiast ubij. Dodaj mączkę lnianą i cynamon. Mieszaj, aby połączyć. Zdejmij z ognia, dodaj surowy miód i od razu podawaj.

d) Propozycje dodatków: pokrojone truskawki, jagody lub kilka migdałów.

4. Płatki owsiane z jagodami i wanilią

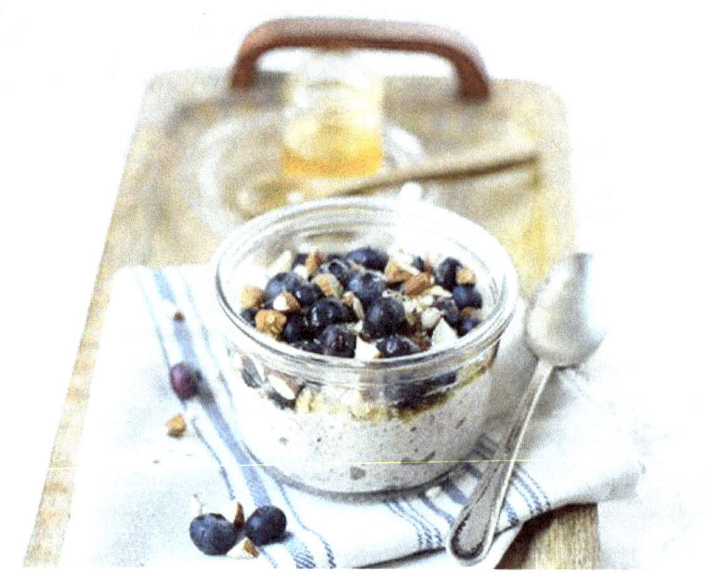

Służy 1
Składniki

- 1/2 szklanki płatków owsianych
- 1/3 szklanki wody
- 1/4 szklanki niskotłuszczowego jogurtu
- 1/2 łyżeczki mielonej wanilia fasola
- 1 łyżka stołowa lenmączka z nasion
- Szczypta soli
- Jagody, migdały, jeżyny, surowe miód do posypania

Wskazówki

a) Składniki (oprócz dodatków) wrzuć wieczorem do miski. Wstaw do lodówki na noc.

b) Rano zamieszaj miksturę. Powinien być gruby. Dodaj wybrane przez siebie dodatki.

5. Płatki owsiane jabłkowe

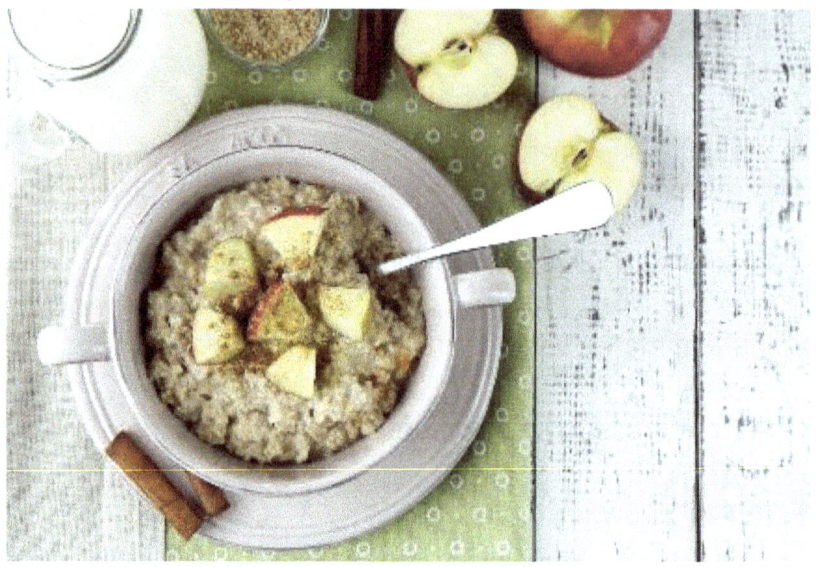

Służy 1

Składniki

- 1 starte jabłko
- 1/2 szklanki płatków owsianych
- 1 szklanka wody
- Odrobina cynamonu
- 2 łyżeczki surowegomiód

Wskazówki

a) Gotuj owies z wodą przez 3-5 minut.

b) Dodaj starte jabłko i cynamon. Dodaj surowy miód.

6. Masło Migdałowe Bananowe Płatki owsiane

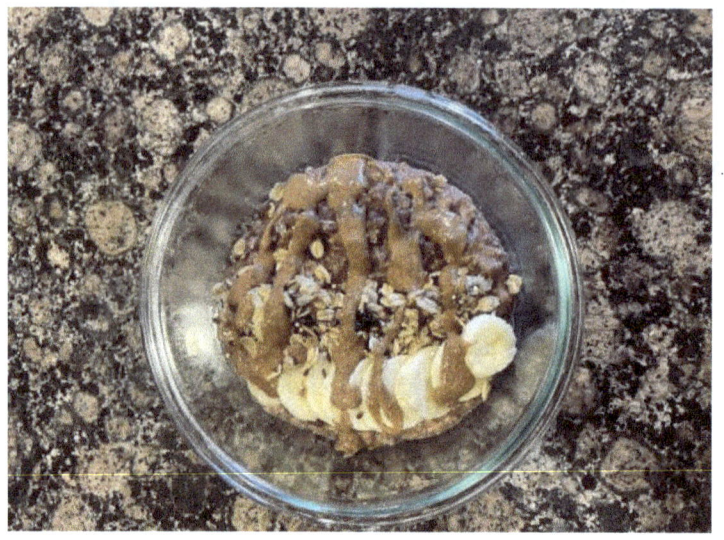

Służy 1

Składniki

- 1/2 szklanki płatków owsianych
- 3/4 szklanki wody
- 1 białko jajka
- 1 banan
- 1 łyżki stołowe.lenmączka z nasion
- 1 łyżeczkasurowemiód
- szczypta cynamonu
- 1/2 łyżki stołowej.migdałowymasło

Wskazówki

a) Wymieszaj płatki owsiane i wodę w misce. Białko ubić, a następnie ubić z niegotowanym płatkiem owsianym. Gotować na kuchence. Sprawdź konsystencję i kontynuuj podgrzewanie w razie potrzeby, aż płatki owsiane będą puszyste i gęste. Zetrzyj banana i dodaj do płatków owsianych. Podgrzewaj przez 1 minutę

b) Dodać len, surowy miód i cynamon. Na wierzch z masłem migdałowym!

7. Płatki owsiane z granatem kokosowym

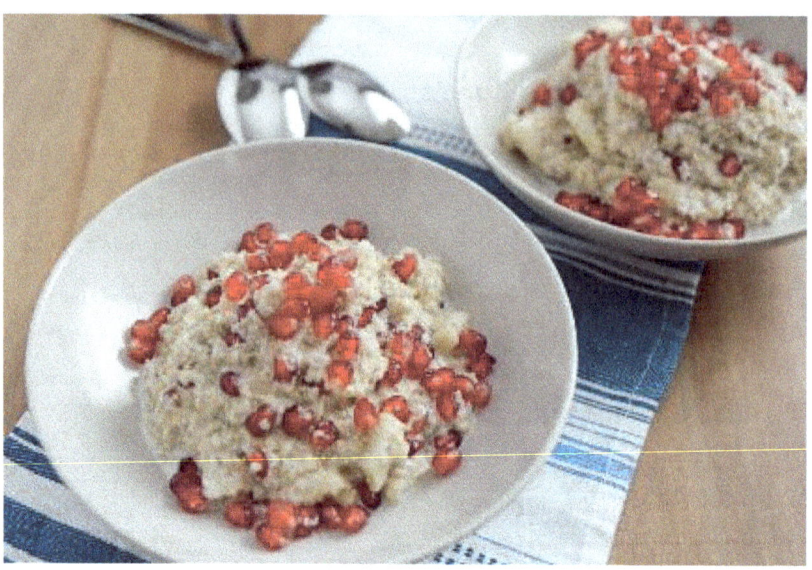

SŁUŻY 1

Składniki

- 1/2 szklanki płatków owsianych
- 1/3 szklanki mleka kokosowego
- 1 szklanka wody
- 2 łyżki stołowe. posiekany niesłodzony kokos
- 1-2 łyżki stołowe. lenmączka z nasion
- 1 łyżki stołowe. surowe miód
- 3 łyżki stołowe. nasiona granatu

Wskazówki

a) ugotuj owies z mlekiem kokosowym, wodą i solą.

b) wymieszać kokos, surowy miód i mączkę z siemienia lnianego. posyp dodatkowymi nasionami kokosa i granatu.

8. Pizza z jajkiem

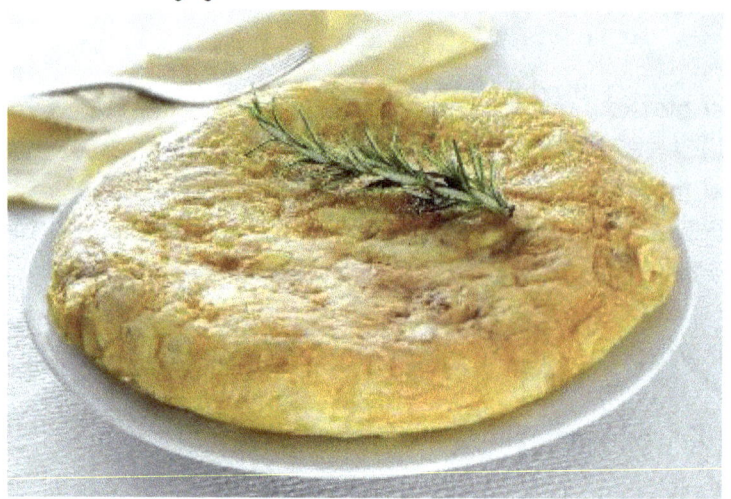

Składniki

- 3 jajka
- 1/2 szklanki mąki kokosowej
- 1 szklanka mleka kokosowego
- 1 zmiażdżony ząbek czosnku

Wskazówki

a) Wymieszaj i zrób omlet.
b) Obsługiwać

9. Omlet z warzywami

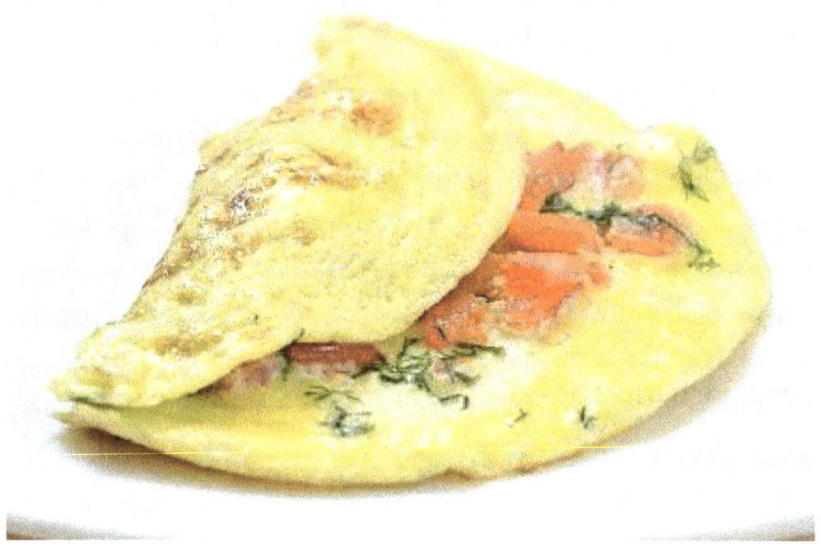

Służy 1

Składniki

- 2 duże jajka
- Sól
- Zmielony czarny pieprz
- 1 łyżeczka Oliwa olej lub kminek olej
- 1 szklanka szpinaku, pomidorki koktajlowe i 1 łyżka sera jogurtowego
- Pokruszone płatki czerwonej papryki i szczypta koperku

Wskazówki

a) W małej misce ubij 2 duże jajka. Dopraw solą i zmielonym czarnym pieprzem i odstaw. Rozgrzej 1 łyżeczkę oliwy z oliwek na średniej patelni na średnim ogniu.

b) Dodaj młody szpinak, pomidory, ser i smaż, podrzucając, aż zwiędnie (ok. 1 minuty).

c) Dodaj jajka; gotować, od czasu do czasu mieszając, aż do zastygnięcia, około 1 minuty. Dodaj ser.

d) Posyp pokruszonymi płatkami czerwonej papryki i koperkiem.

10. babeczki jajeczne

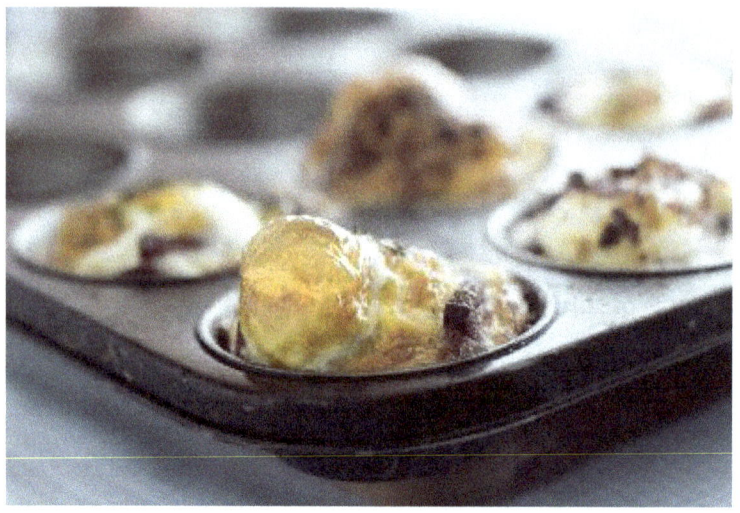

Porcja: 8 babeczek

Składniki

- 8 jajek
- 1 szklanka pokrojonej w kostkę zielonej papryki
- 1 szklanka pokrojonej w kostkę cebuli
- 1 szklanka szpinaku
- 1/4 łyżeczki soli
- 1/8 łyżeczki mielonego czarnego pieprzu
- 2 łyżki wody

Wskazówki

a) Rozgrzej piekarnik do 350 stopni F. Naoliw 8 filiżanek na muffinki.

b) Ubij razem jajka.

c) Wymieszaj paprykę, szpinak, cebulę, sól, czarny pieprz i wodę. Wlej miksturę do babeczek.

d) Piecz w piekarniku, aż babeczki będą upieczone w środku.

11. Jajecznica z Wędzonego Łososia

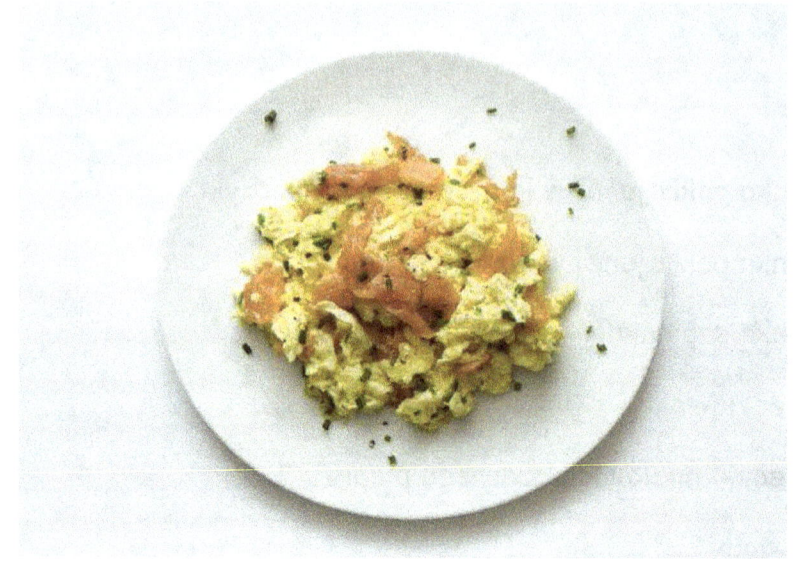

Składniki

- 1 łyżeczka orzech kokosowy olej
- 4 jajka
- 1 łyżki wody
- 4 uncje łosoś wędzony, pokrojony
- 1/2 awokado
- pieprz czarny mielony, do smaku
- 4 szczypiorki, posiekane (lub użyj 1 zielonej cebuli, pokrojonej w cienkie plasterki)

Wskazówki

a) Podgrzej patelnię na średnim ogniu.

b) Na gorąco dodaj olej kokosowy.

c) Tymczasem jajecznica. Dodaj jajka na rozgrzaną patelnię wraz z wędzonym łososiem. Ciągle mieszając, gotuj jajka, aż będą miękkie i puszyste.

d) Usuń z ognia. Posyp awokado, czarnym pieprzem i szczypiorkiem.

12. Stek i Jajka

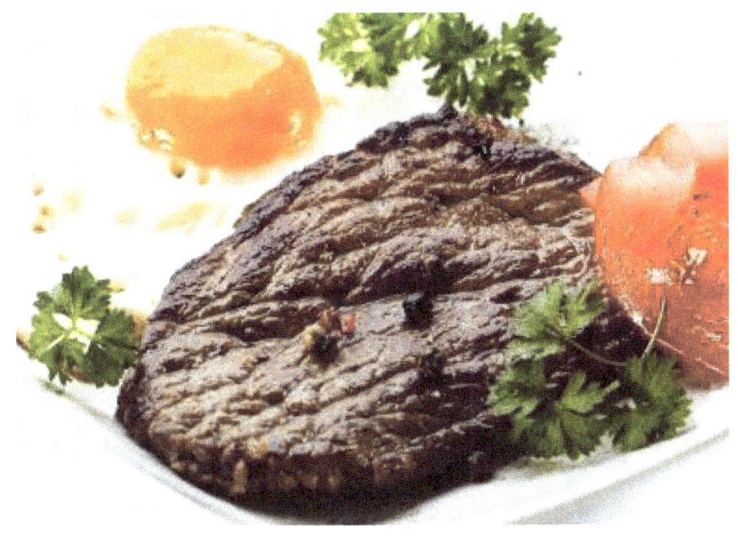

SŁUŻY 2

Składniki

- 1/2 funta steku wołowego lub polędwicy wieprzowej bez kości
- 1/4 łyżeczki mielonego czarnego pieprzu
- 1/4 łyżeczki soli morskiej (opcjonalnie)
- 2 łyżeczkiorzech kokosowyolej
- 1/4 cebuli, pokrojonej w kostkę
- 1 czerwona papryka, pokrojona w kostkę
- 1 garść szpinaku lub rukoli
- 2 jajka

Wskazówki

a) Pokrojony stek lub polędwicę wieprzową doprawić solą morską i czarnym pieprzem. Podgrzej patelnię na dużym ogniu. Dodaj 1 łyżeczkę oleju kokosowego, cebulę i mięso, gdy patelnia jest gorąca i smaż, aż stek będzie lekko ugotowany.

b) Dodaj szpinak i czerwoną paprykę i gotuj, aż stek będzie upieczony zgodnie z Twoimi upodobaniami. W międzyczasie podgrzej małą patelnię na średnim ogniu. Dodaj pozostały olej kokosowy i usmaż dwa jajka.

c) Posyp każdy stek smażonym jajkiem.

13. Zapiekanka jajeczna

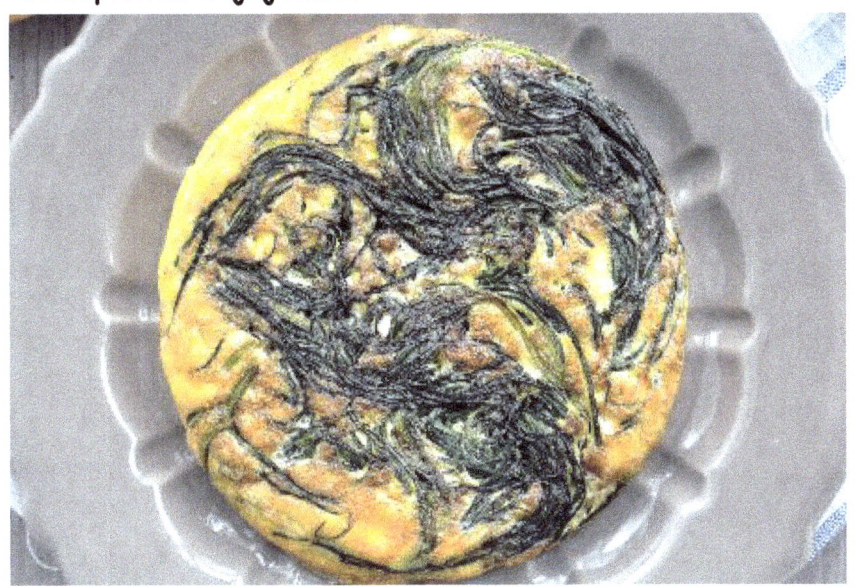

Serwuje 6

Składniki

- 2 szklanki posiekanej czerwonej papryki lub szpinaku
- 1 szklanka cukinii
- 2 łyżki stołoweorzech kokosowyolej
- 1 szklanka pokrojonych w plasterki pieczarek
- 1/2 szklanki pokrojonej zielonej cebuli
- 8 jajek
- 1 szklanka mleka kokosowego
- 1/2 kubkamigdałowymąka
- 2 łyżki mielonej świeżej pietruszki
- 1/2 łyżeczki suszonej bazylii
- 1/2 łyżeczki soli
- 1/4 łyżeczki mielonego czarnego pieprzu

Wskazówki

a) Rozgrzej piekarnik do 350 stopni F. Wlej olej kokosowy na patelnię. Podgrzej na średnim ogniu. Dodaj pieczarki, cebulę, cukinię i czerwoną paprykę (lub szpinak), aż warzywa będą miękkie, około 5 minut. Odcedź warzywa i rozłóż je na blasze do pieczenia.

b) W misce ubić jajka z mlekiem, mąką, pietruszką, bazylią, solą i pieprzem. Wlej mieszankę jajeczną do naczynia do pieczenia.

c) Pieczemy w nagrzanym piekarniku, aż środek się zetnie (ok. 35 do 40 minut).

14. Frittata

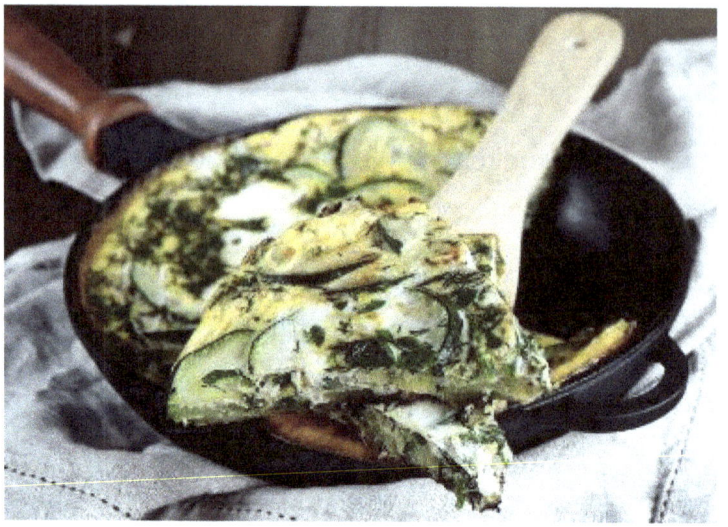

6 porcji

Składniki

- 2 łyżki stołowe Oliwa olej lub awokado olej
- 1 Cukinia, pokrojona
- 1 szklanka rozdartego świeżego szpinaku
- 2 łyżki pokrojonej zielonej cebuli
- 1 łyżeczka zmiażdżonego czosnku, sól i pieprz do smaku
- 1/3 szklanki mleka kokosowego
- 6 jajek

Wskazówki

a) Rozgrzej oliwę z oliwek na patelni na średnim ogniu. Dodaj cukinię i gotuj do miękkości. Dodaj szpinak, zieloną cebulę i czosnek. Dopraw solą i pieprzem. Kontynuuj gotowanie, aż szpinak zwiędnie.

b) W osobnej misce ubij razem jajka i mleko kokosowe. Wlać na patelnię na warzywa. Zmniejszyć ogień, przykryć i gotować, aż jajka będą jędrne (5 do 7 minut).

15. Naan / Naleśniki / Naleśniki

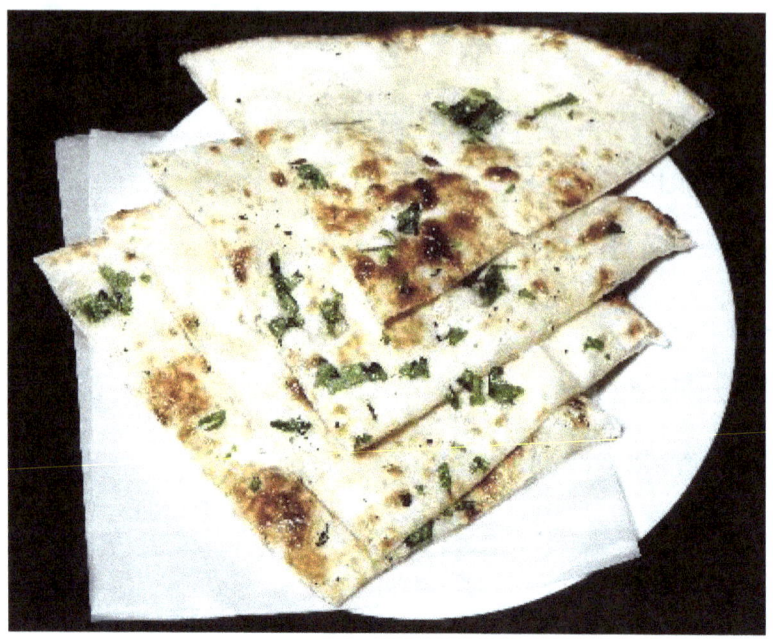

Składniki

- 1/2 kubkamigdałowymąka
- 1/2 szklanki mąki z tapioki
- 1 szklanka mleka kokosowego
- SAlt
- orzech kokosowyolej

Wskazówki

a) Wymieszaj wszystkie składniki razem.

b) Rozgrzej patelnię na średnim ogniu i wlej ciasto do pożądanej grubości. Gdy ciasto będzie jędrne, odwróć je, aby ugotować drugą stronę.

c) Jeśli chcesz, aby była to naleśnik deserowy lub naleśnik, pomiń sól. Możesz dodać zmielony czosnek lub imbir w cieście, jeśli chcesz, lub trochę przypraw.

16. naleśniki z cukinii

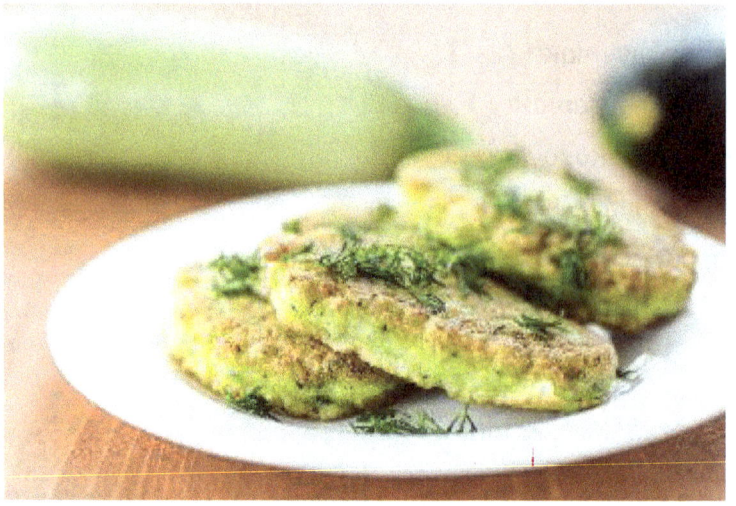

Serwuje 3
Składniki

- 2 średnie cukinie
- 2 łyżki posiekanej cebuli
- 3 ubite jajka
- 6 do 8 łyżek stołowych migdałowym mąka
- 1 łyżeczka soli
- 1/2 łyżeczki mielonego czarnego pieprzu
- orzech kokosowy olej

Wskazówki

a) Rozgrzej piekarnik do 300 stopni F.

b) Zetrzyj cukinię do miski i wymieszaj cebulę i jajka. Dodaj 6 łyżek mąki, soli i pieprzu.

c) Rozgrzej dużą patelnię do smażenia na średnim ogniu i dodaj do niej olej kokosowy. Gdy olej będzie gorący, zmniejsz ogień do średniego i wlej ciasto na patelnię. Smaż naleśniki około 2 minut z każdej strony, aż się zrumienią. Umieść naleśniki w piekarniku.

17. Ciasto Pikantne

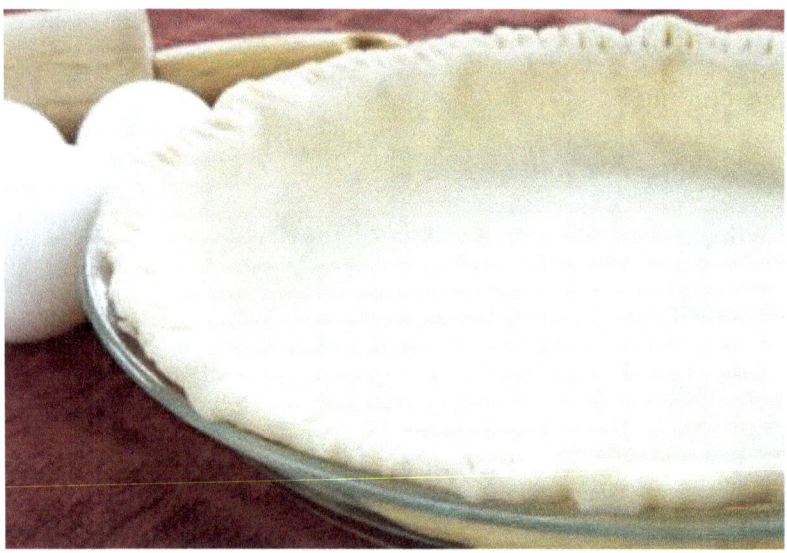

Składniki

- 11/4 filiżanki blanszowanemigdałowymąka
- 1/3 szklanki mąki z tapioki
- 3/4 łyżeczki drobno zmielonej soli morskiej
- 3/4 łyżeczki papryki
- 1/2 łyżeczki mielonego kminku
- 1/8 łyżeczki mielonego białego pieprzu
- 1/4 szklankiorzech kokosowyolej
- 1 duże jajko

Wskazówki

a) Do miski robota kuchennego wsyp mąkę migdałową, mąkę z tapioki, sól morską, wanilię, jajko i cukier kokosowy (jeśli używasz cukru kokosowego). Zmiksuj 2-3 razy, aby połączyć. Dodaj olej i surowy miód (jeśli używasz surowego miodu) i pulsuj kilkoma jednosekundowymi impulsami, a następnie pozwól robotowi pracować, aż mieszanina się połączy. Przełóż ciasto na folię do pakowania w folię. Zawiń, a następnie wciśnij ciasto w 9-calowy dysk. Wstaw do lodówki na 30 minut.

b) Usuń plastikową folię. Wciśnij ciasto na dno i na boki 9-calowego naczynia z masłem. Zagnij trochę brzegi skórki. Schłodzić w lodówce przez 20 minut. Ustaw ruszt piekarnika w pozycji środkowej i rozgrzej piekarnik do 375F. Wstawiamy do piekarnika i pieczemy na złoty kolor.

18. Quiche

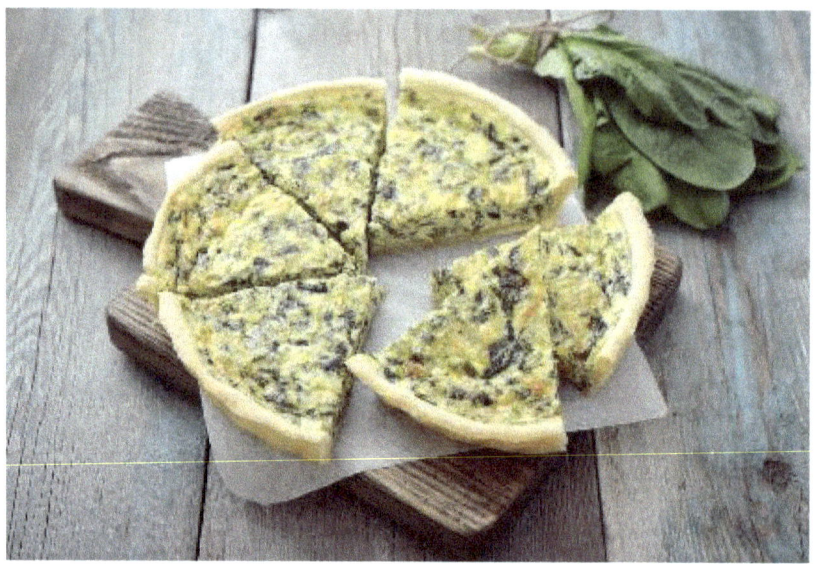

SERWUJE 2-3

Składniki

- 1 wstępnie ugotowane i schłodzone ciasto pikantne
- 8 uncji organicznego szpinaku, ugotowanego i odsączonego
- 6 uncji wieprzowiny pokrojonej w kostkę
- 2 średnie szalotki, pokrojone w cienkie plasterki i podsmażone
- 4 duże jajka
- 1 szklanka mleka kokosowego
- 3/4 łyżeczki soli
- 1/4 łyżeczki świeżo zmielonego czarnego pieprzu

Wskazówki

a) Wieprzowinę podsmażyć na oleju kokosowym, a następnie dodać szpinak i szalotkę. Po zakończeniu odłóż na bok.

b) Rozgrzej piekarnik do 350F. W dużej misce wymieszać jajka, mleko, sól i pieprz. Ubijaj, aż się spieni. Dodaj około 3/4 odsączonej mieszanki nadzienia, pozostawiając pozostałą 1/4 na „górę" quiche. Wlej mieszankę jajeczną do ciasta i umieść pozostałe nadzienie na wierzchu quiche.

c) Umieść quiche w piekarniku na środku środkowej półki i piecz bez przeszkód przez 45 do 50 minut.

19. Sezamowe Kulki Twarogowe

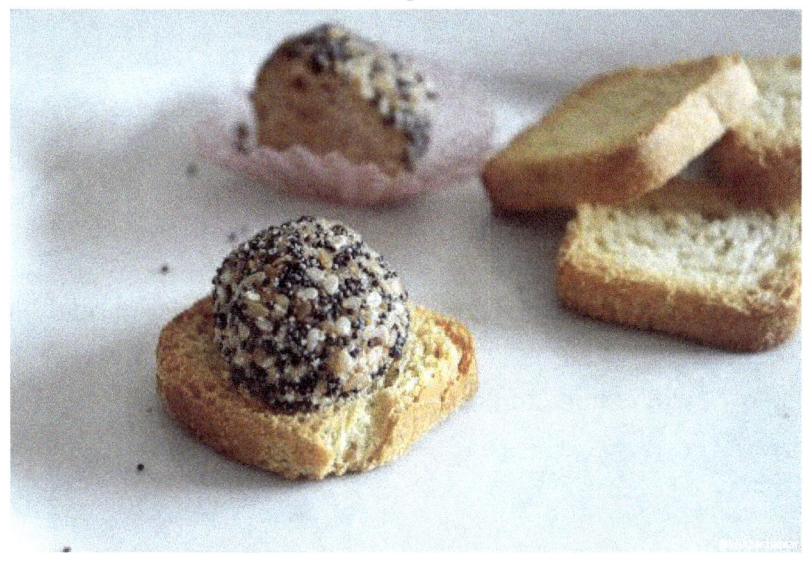

Składniki

- 16 uncji sera rolniczego lub twarogu
- 1 szklanka drobno posiekanych migdałów
- 1 i 1/2 szklanki płatków owsianych

Wskazówki

a) W dużej misce wymieszaj zmiksowany twarożek, migdały i płatki owsiane.
b) Zrób kulki i zwiń w mieszankę z sezamem.

PRZYSTAWKI

20. Hummus

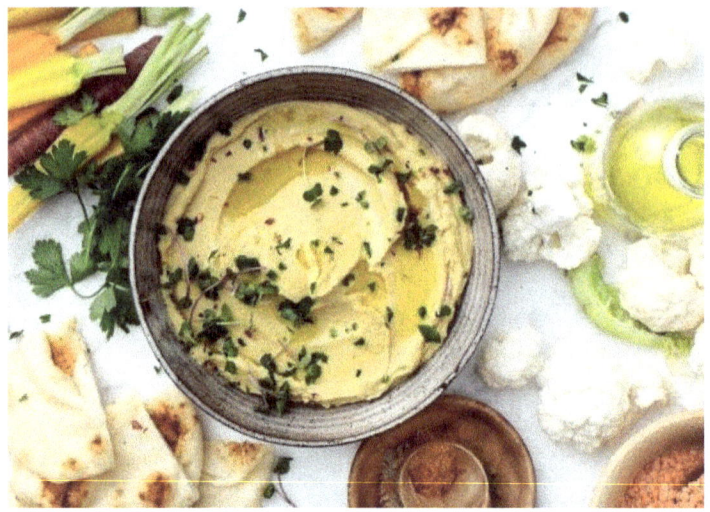

Składniki

- 2 szklanki ugotowanej ciecierzycy (fasola garbanzo)
- 1/4 szklanki (59 ml) świeżego soku z cytryny
- 1/4 szklanki (59 ml) tahini
- Połowa dużego ząbka czosnku, zmielona
- 2 łyżki stołoweOliwaolej lubkminekolej, plus więcej do podania
- 1/2 do 1 łyżeczki soli
- 1/2 łyżeczki mielonego kminku
- 2 do 3 łyżek wody
- Odrobina mielonej papryki do podania

Wskazówki

a) Połącz tahini z sokiem z cytryny i miksuj przez 1 minutę. Dodaj oliwę z oliwek, zmielony czosnek, kminek i sól do mieszanki tahini i cytryny. Obrabiaj przez 30 sekund, zeskrob boki, a następnie przerób jeszcze 30 sekund.

b) Włóż połowę ciecierzycy do robota kuchennego i mieszaj przez 1 minutę. Zeskrob boki, dodaj pozostałą ciecierzycę i miksuj przez 1 do 2 minut.

c) Przełóż hummus do miski, skrop ok. 1 łyżką oliwy z oliwek i posyp papryką.

21. guacamole

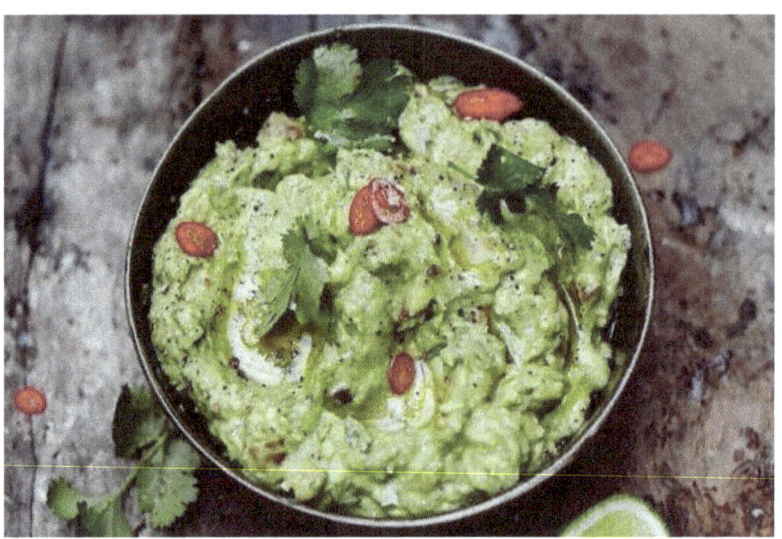

Składniki

- 4 dojrzałe awokado
- 3 łyżki świeżo wyciśniętego soku z cytryny (1 cytryna)
- 8 daszek ostrego sosu paprykowego
- 1/2 szklanki cebuli pokrojonej w kostkę
- 1 duży ząbek czosnku, posiekany
- 1 łyżeczka soli
- 1 łyżeczka mielonego czarnego pieprzu
- 1 średni pomidor, bez pestek, drobno pokrojony

Wskazówki

a) Przekrój awokado na pół, usuń pestki i nabierz miąższ.

b) Natychmiast dodaj sok z cytryny, ostry sos paprykowy, czosnek, cebulę, sól i pieprz i dobrze wymieszaj. Awokado pokroić w kostkę. Dodaj pomidory.

c) Dobrze wymieszaj i posmakuj soli i pieprzu.

22. Baba Ghanush

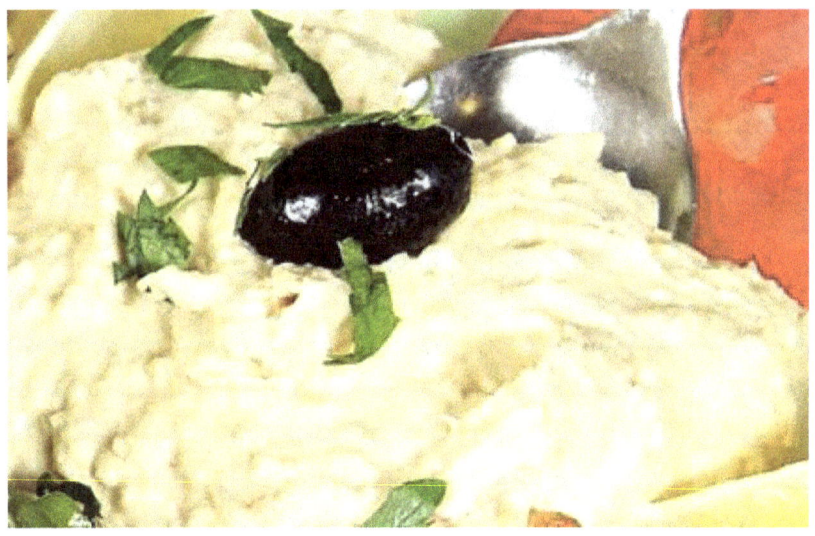

Składniki

- 1 duży bakłażan
- 1/4 szklanki tahini plus więcej w razie potrzeby
- 3 ząbki czosnku, posiekane
- 1/4 szklanki świeżego soku z cytryny plus więcej w razie potrzeby
- 1 szczypta kminku mielonego
- sól dla smaku
- 1 łyżki extra virginOliwaolej lubawokadoolej
- 1 łyżki posiekanej natki pietruszki
- 1/4 szklanki czarnych oliwek suszonych w solance, takich jak Kalamata

Wskazówki

a) Grilluj bakłażana przez 10 do 15 minut. Rozgrzej piekarnik (375 F).

b) Włóż bakłażana do blachy do pieczenia i piecz 15-20 minut lub do bardzo miękkiego. Wyjąć z piekarnika, ostudzić, odkleić i wyrzucić skórkę. Włóż miąższ bakłażana do miski. Za pomocą widelca zetrzyj bakłażana na pastę.

c) Dodaj 1/4 szklanki tahini, czosnek, kminek, 1/4 szklanki soku z cytryny i dobrze wymieszaj. Dopraw solą do smaku. Przełóż miksturę do miski do serwowania i rozprowadź grzbietem łyżki, aby uformować płytkie zagłębienie. Skrop oliwą z oliwek i posyp natką pietruszki.

23. Espinacase la Catalana

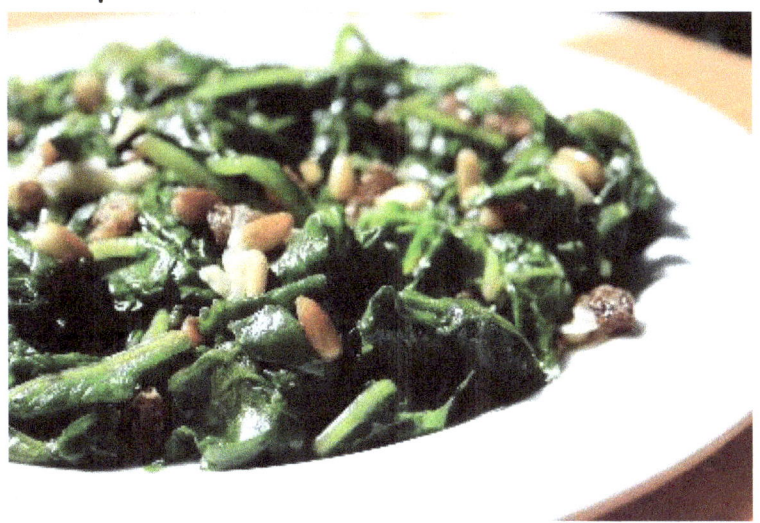

Służy 4

Składniki

- 2 szklanki szpinaku
- 2 ząbki czosnku
- 3 łyżki nerkowców
- 3 łyżki suszonych porzeczek
- Oliwaolej lubawokadoolej

Wskazówki

a) Umyj szpinak i odetnij szypułki. Szpinak gotuj na parze przez kilka minut.

b) Obierz i pokrój czosnek. Wlej kilka łyżek oliwy z oliwek i przykryj dno patelni. Podgrzej patelnię na średnim ogniu i podsmaż czosnek przez 1-2 minuty.

c) Dodaj orzechy nerkowca i porzeczki na patelnię i smaż przez 1 minutę. Dodaj szpinak i dobrze wymieszaj, posmaruj olejem. Sól dla smaku.

24. Pasta oliwkowo kaparowa

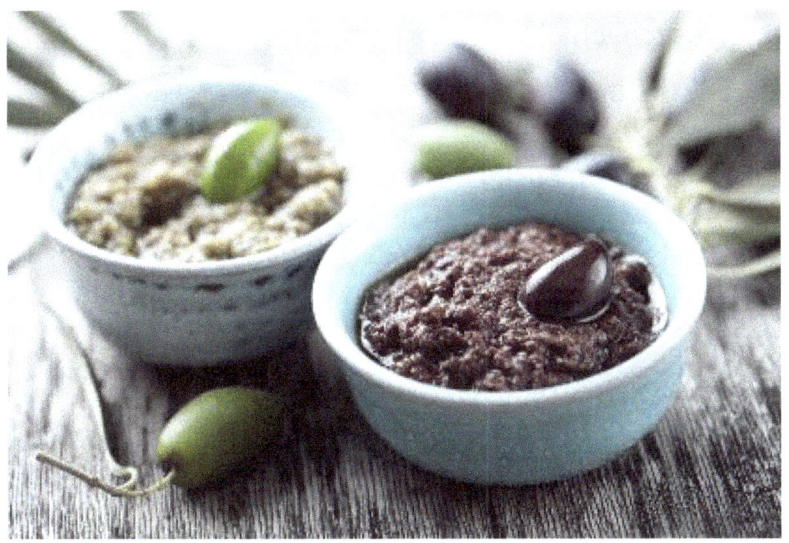

Składniki

- 1/2 funta mieszanych oliwek bez pestek
- 2 filety anchois, opłukane
- 1 mały ząbek czosnku, posiekany
- 2 łyżki kaparów
- 2 do 3 świeżych liści bazylii
- 1 łyżki świeżo wyciśniętego soku z cytryny
- 2 łyżki extra virginOliwaolej lubkminekolej

Wskazówki

a) Opłucz oliwki w zimnej wodzie.

b) Umieść wszystkie składniki w misce robota kuchennego. Mieszać, aż stanie się grubą pastą.

c) Przełóż do miski i podawaj

25. Dip z czerwonej papryki

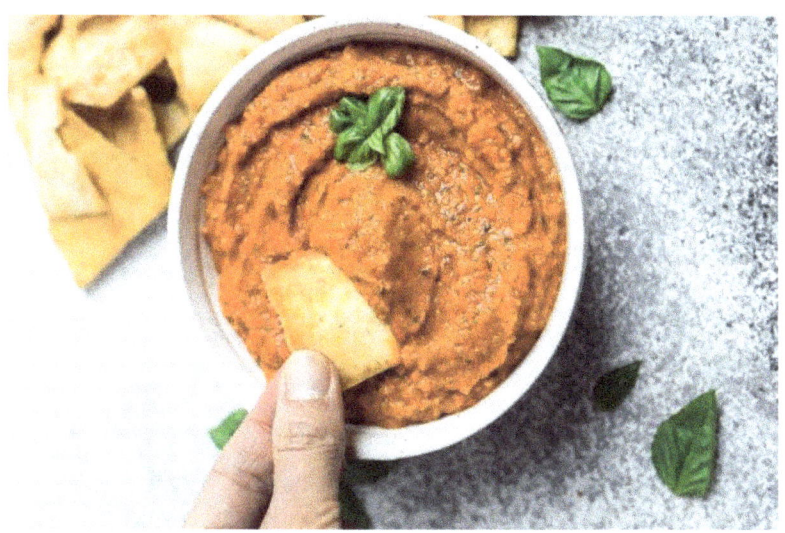

Składniki

- 1 funt czerwonej papryki
- 1 szklanka sera rolniczego
- 1/4 szklanki dziewicyOliwaolej lubawokadoolej
- 1 łyżki mielonego czosnku
- Sok z cytryny, sól, bazylia, oregano, płatki czerwonej papryki do smaku.

Wskazówki

a) Piecz papryki. Przykryj je i ostudź przez około 15 minut. Papryki obrać i usunąć pestki oraz łodygi.
b) Pokrój paprykę. Przełóż paprykę i czosnek do robota kuchennego i miksuj, aż będą gładkie.
c) Dodaj ser rolniczy i czosnek i miksuj do uzyskania gładkiej konsystencji.
d) Przy włączonej maszynie dodaj oliwę z oliwek i sok z cytryny. Dodaj bazylię, oregano, płatki czerwonej papryki i 1/4 łyżeczki soli i miksuj do uzyskania gładkiej konsystencji.
e) Doprawić do smaku. Wlej do miski i wstaw do lodówki.

26. Bakłażan i Jogurt

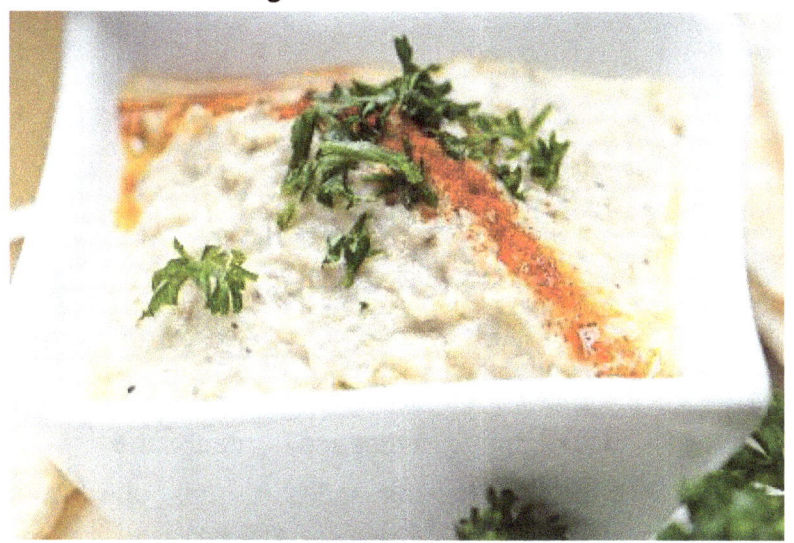

Składniki

- 1 funt posiekanego bakłażana
- 3 nieobrane szalotki
- 3 nieobrane ząbki czosnku

Wskazówki

a) Wymieszaj 1 funt posiekanego bakłażana, 3 nieobrane szalotki i 3 nieobrane ząbki czosnku z 1/4 szklanki oliwy z oliwek, solą i pieprzem na blasze do pieczenia.

b) Piecz w 400 stopniach przez pół godziny. Szalotkę i czosnek ostudzić, wycisnąć ze skórek i posiekać. Wymieszać z bakłażanem, migdałami, 1/2 szklanki jogurtu naturalnego, koperkiem oraz solą i pieprzem.

27. Caponata

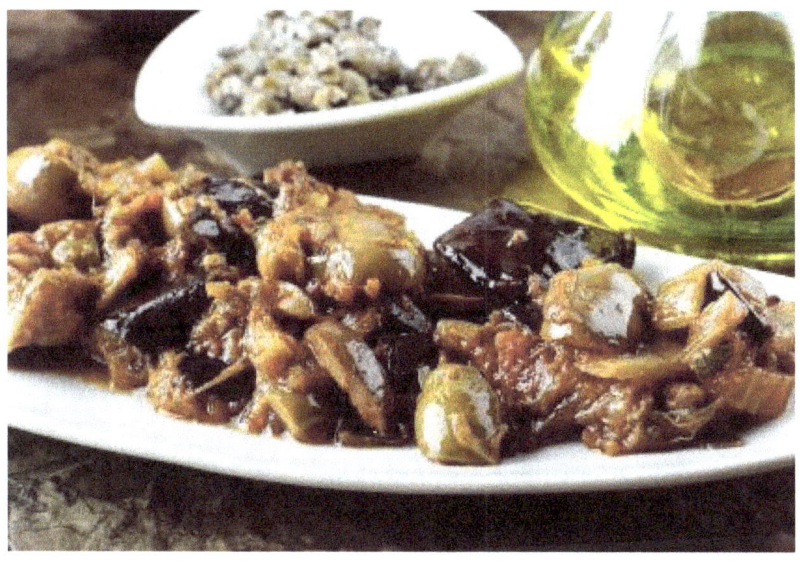

PORCJE 3-4
Składniki

- orzech kokosowyolej
- 2 duże bakłażany, pokrojone w duże kawałki
- 1 łyżeczka suszonego oregano
- Sól morska
- Świeżo zmielony czarny pieprz
- 1 mała cebula, obrana i drobno posiekana
- 2 ząbki czosnku, obrane i drobno pokrojone
- 1 mały pęczek świeżej pietruszki o płaskich liściach, zerwane liście i drobno posiekane łodygi
- 2 łyżki solonych kaparów, wypłukanych, namoczonych i odsączonych
- 1 garść zielonych oliwek bez pestek
- 2-3 łyżki soku z cytryny
- 5 dużych, dojrzałych pomidorów, grubo posiekanych
- orzech kokosowyolej
- 2 łyżki posiekanych migdałów, lekko podpieczonych, opcjonalnie

Wskazówki

a) Na patelni rozgrzać olej kokosowy i dodać bakłażana, oregano i sól. Gotuj na dużym ogniu przez około 4-5 minut. Dodaj cebulę, czosnek i łodygi pietruszki i gotuj przez kolejne kilka minut. Dodać odsączone kapary oraz oliwki i sok z cytryny. Gdy cały sok wyparuje, dodaj pomidory i gotuj na wolnym ogniu do miękkości.

b) Przed podaniem dopraw solą i oliwą z oliwek do smaku. Posyp migdałami.

GŁADKI

28. Koktajl z jarmużem kiwi

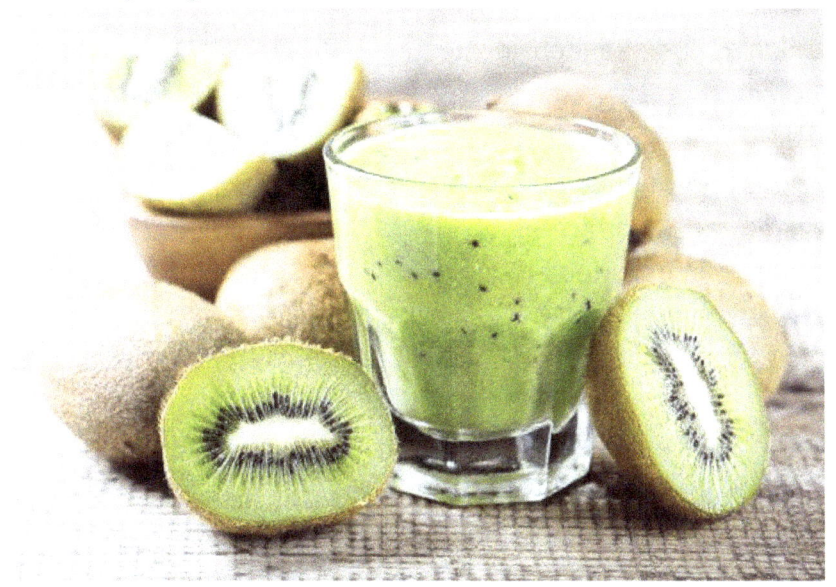

Składniki

- 1 szklanka posiekanego jarmużu
- 2 jabłka
- 3 kiwi
- 1 łyżka stołowalenposiew
- 1 łyżka mleczka pszczelego
- 1 szklanka kruszonego lodu

Wskazówki

a) Połącz w blenderze
b) Obsługiwać

29. Smoothie z cukinii i jabłka

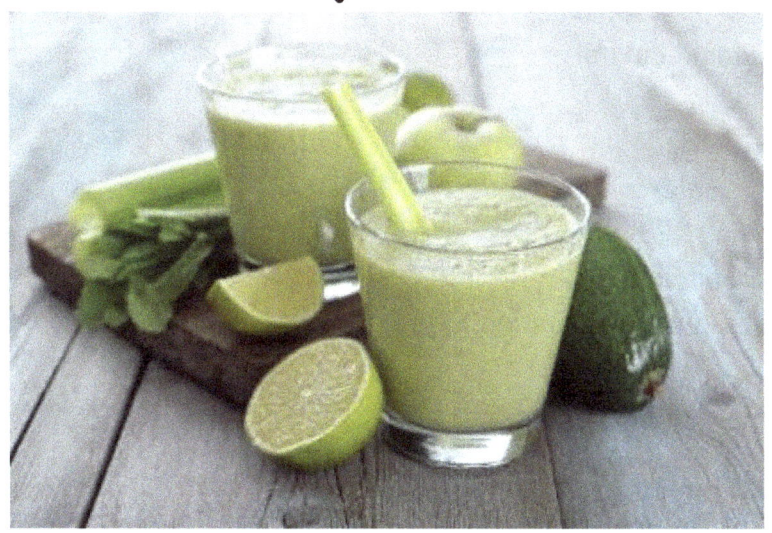

Składniki

- 1/2 szklanki cukinii
- 2 jabłka
- 3/4 awokado
- 1 łodyga Selera
- 1 cytryna
- 1 łyżka Spiruliny
- 1 1/2 szklanki kruszonego lodu

Wskazówki

a) Połącz w blenderze

b) Obsługiwać

30. Koktajl z mniszka lekarskiego

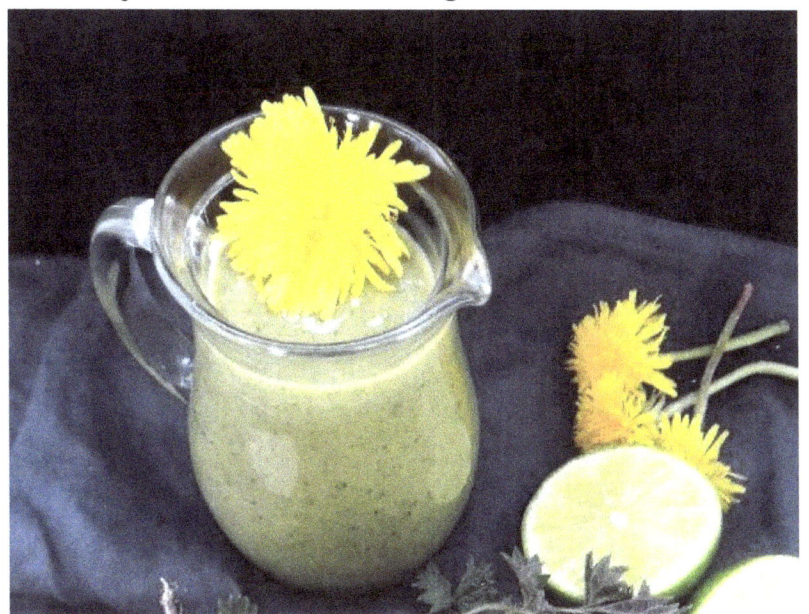

Składniki

- 1 szklanka zieleniny mniszka lekarskiego
- 1 szklanka szpinaku
- ½ szklanki tahini
- 1 czerwona rzodkiewka
- 1 łyżka stołowachiaposiew
- 1 szklanka herbaty lawendowej

Wskazówki

a) Połącz w blenderze
b) Obsługiwać

31. Smoothie z kopru spadziowego

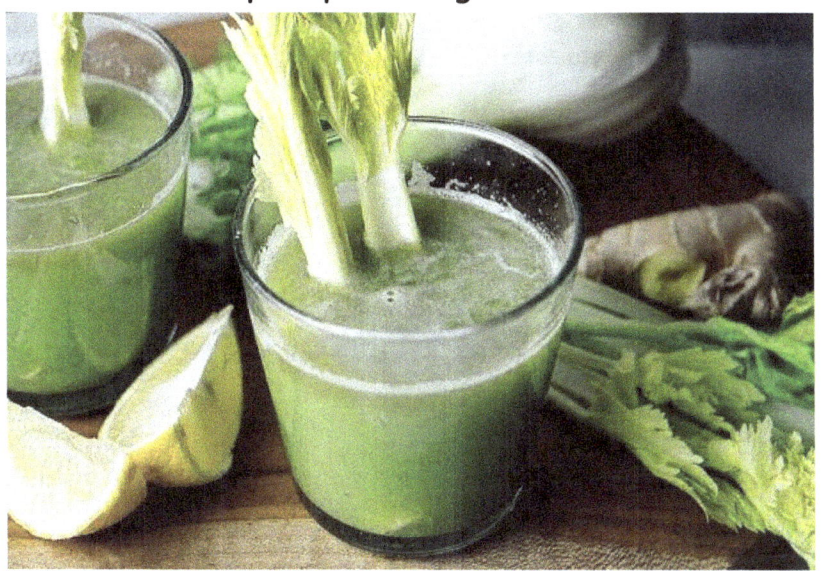

Składniki

- ½ szklanki kopru włoskiego
- 1 szklanka brokułów
- 1 łyżka kolendry
- 1 szklanka spadziowej
- 1 szklanka kruszonego lodu
- 1 łyżka chlorelli

Wskazówki

a) Połącz w blenderze
b) Obsługiwać

32. Koktajl jabłkowy brokułowy

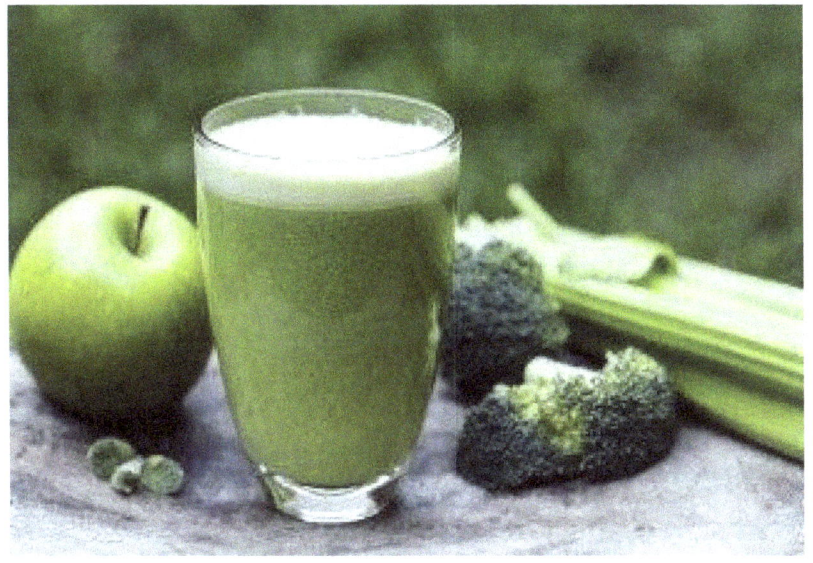

Składniki

- 1 jabłko
- 1 szklanka brokułów
- 1 łyżka kolendry
- 1 łodyga selera
- 1 szklanka kruszonego lodu
- 1 łyżki pokruszonych wodorostów

Wskazówki

a) Połącz w blenderze
b) Obsługiwać

33. Koktajl Sałatkowy

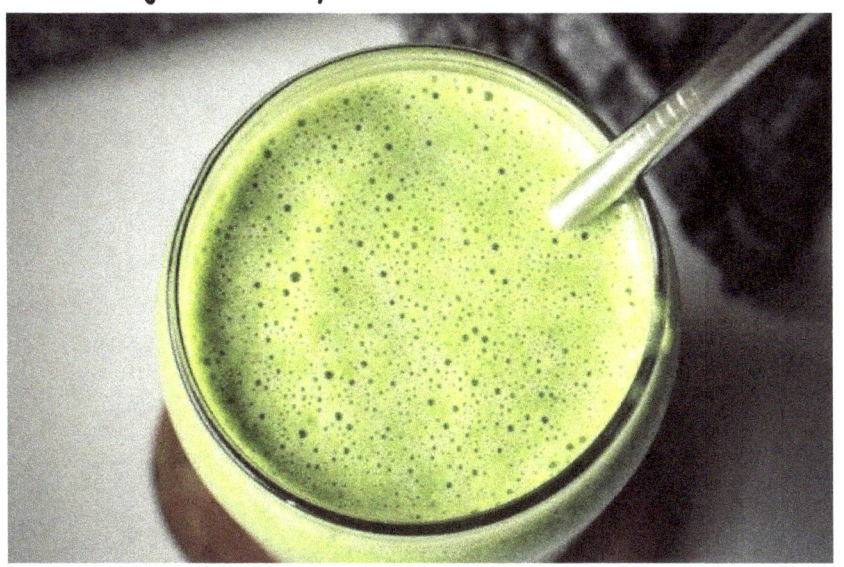

Składniki

- 1 szklanka szpinaku
- ½ ogórka
- 1/2 małej cebuli
- 2 łyżki natki pietruszki
- 2 łyżki soku z cytryny
- 1 szklanka kruszonego lodu
- 1 łyżka stołowaOliwaolej lubkminekolej
- ¼ szklanki trawy pszenicznej

Wskazówki

a) Połącz w blenderze
b) Obsługiwać

34. Smoothie z awokado z jarmużem

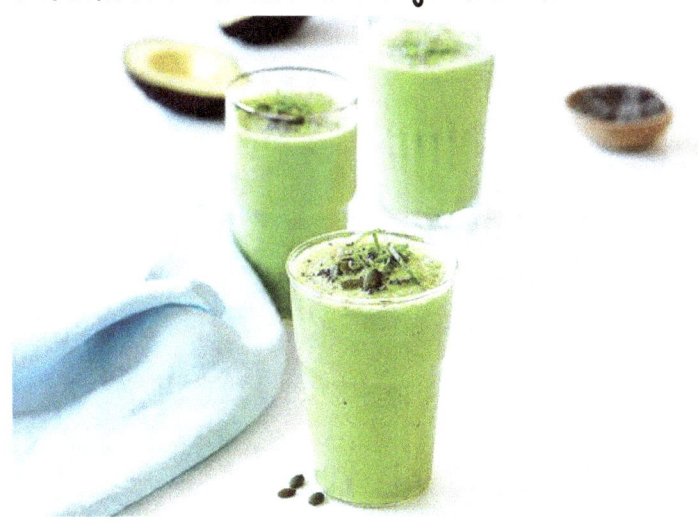

Składniki

- 1 szklanka jarmużu
- ½ awokado
- 1 szklanka ogórka
- 1 łodyga selera
- 1 łyżka stołowa chia posiew
- 1 szklanka herbaty rumiankowej
- 1 łyżka Spiruliny

Wskazówki

a) Połącz w blenderze
b) Obsługiwać

35. Smoothie z rzeżuchy

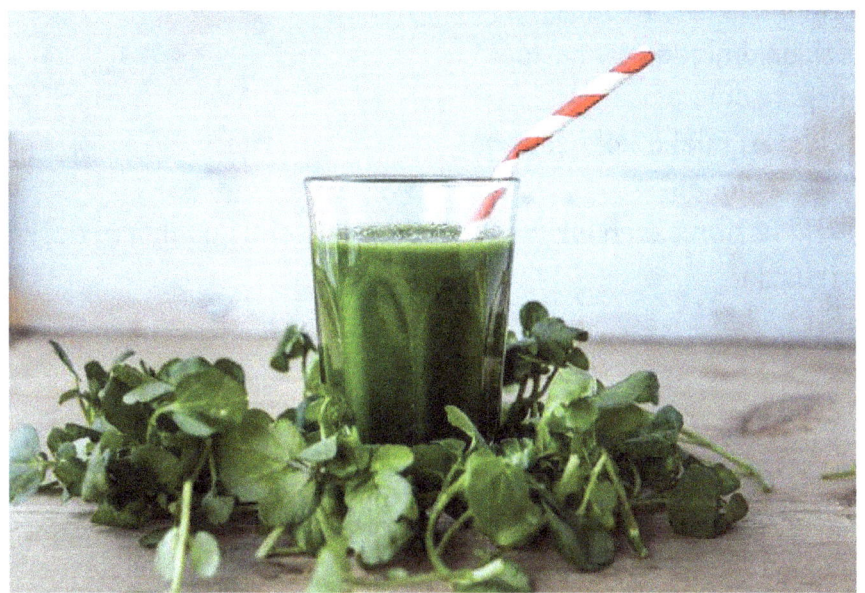

Składniki

- 1 szklanka rukwi wodnej
- ½ szklanki migdałowy masło
- 2 małe ogórki
- 1 szklanka mleka kokosowego
- 1 łyżka chlorelli
- 1 Łyżki nasion czarnuszki – posyp na wierzchu i udekoruj natką pietruszki

Wskazówki

a) Połącz w blenderze
b) Obsługiwać

36. Smoothie z zielonych buraków

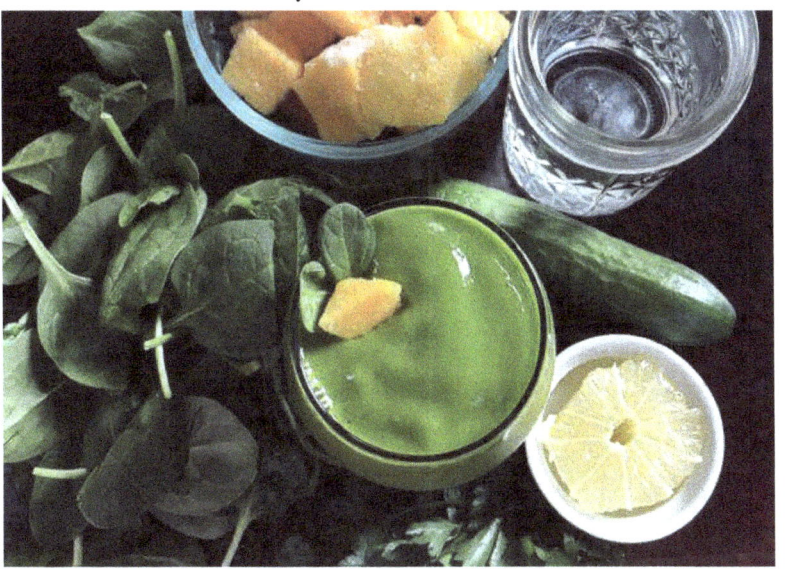

Składniki

- 1 szklanka buraków ćwikłowych
- 2 łyżki masła z pestek dyni
- 1 szklanka truskawek
- 1 łyżki nasion sezamu
- 1 łyżka stołowakonopieposiew
- 1 szklanka herbaty rumiankowej

Wskazówki

a) Połącz w blenderze
b) Obsługiwać

37. Koktajl ogórkowy z brokułami i porami

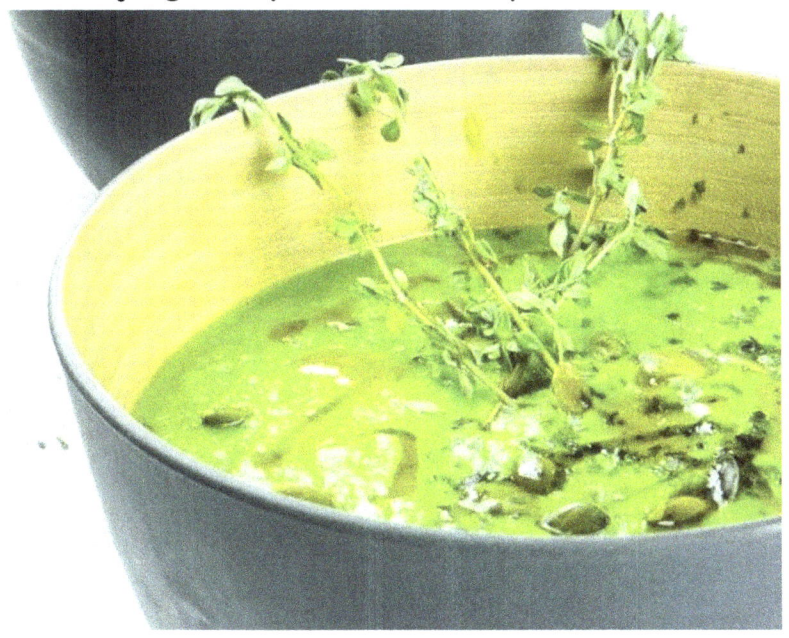

Składniki

- 1 szklanka brokułów
- 2 łyżki masła nerkowca
- 2 pory
- 2 ogórki
- 1 limonka
- ½ szklanki sałaty
- ½ szklanki sałaty liściastej
- 1 łyżka Matcha
- 1 szklanka kruszonego lodu

Wskazówki

a) Połącz w blenderze
b) Obsługiwać

38. Koktajl kakaowy ze szpinakiem

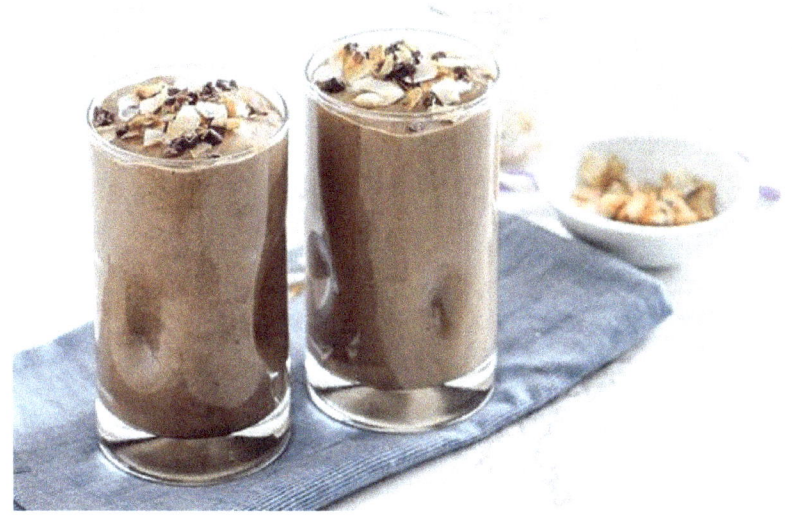

Składniki

- 2 szklanki szpinaku
- 1 szklanka mrożonych jagód
- 1 łyżka ciemnego proszku kakaowego
- ½ szklanki niesłodzonego mleka migdałowego
- 1/2 szklanki kruszonego lodu
- 1 łyżeczka surowegomiód
- 1 łyżka proszku Matcha

Wskazówki

a) Połącz w blenderze
b) Obsługiwać

39. Smoothie z masłem lnianym i migdałowym

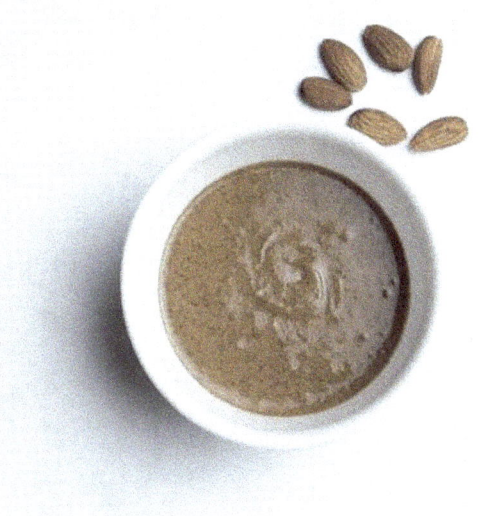

Składniki

- ½ szklanki jogurtu naturalnego
- 2 łyżki stołowemigdałowymasło
- 2 szklanki szpinaku
- 1 banan mrożony
- 3 truskawki
- 1/2 szklanki kruszonego lodu
- 1 łyżeczkalenposiew

Wskazówki

a) Połącz w blenderze
b) Obsługiwać

40. Koktajl jabłkowy z jarmużu

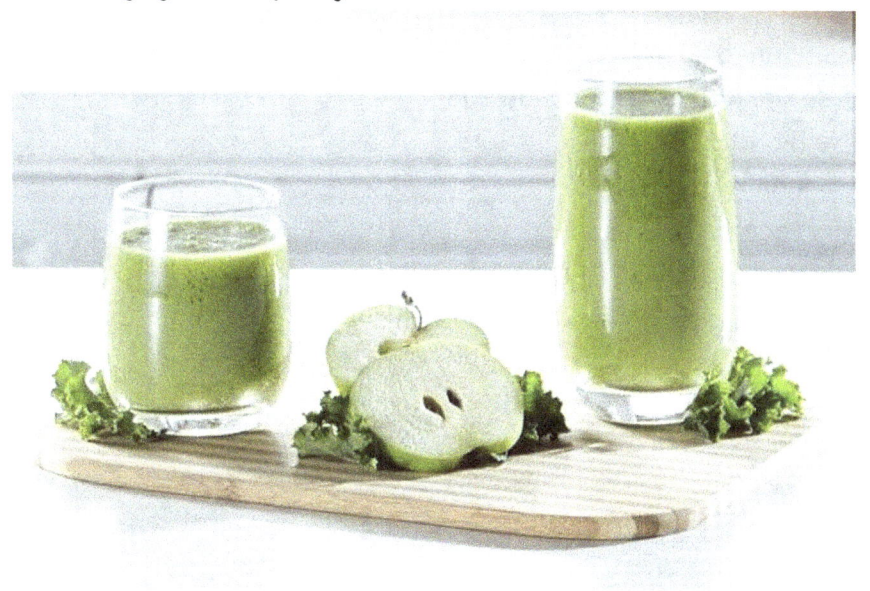

Składniki

- 1 szklanka jarmużu
- ½ szklanki mleka kokosowego
- 1 łyżka Maca
- 1 banan mrożony
- ¼ łyżeczki cynamonu
- 1 jabłko
- szczypta gałki muszkatołowej
- 1 goździk
- 3 kostki lodu

Wskazówki

a) Połącz w blenderze
b) Obsługiwać

41. Koktajl Lodowa Brzoskwinia

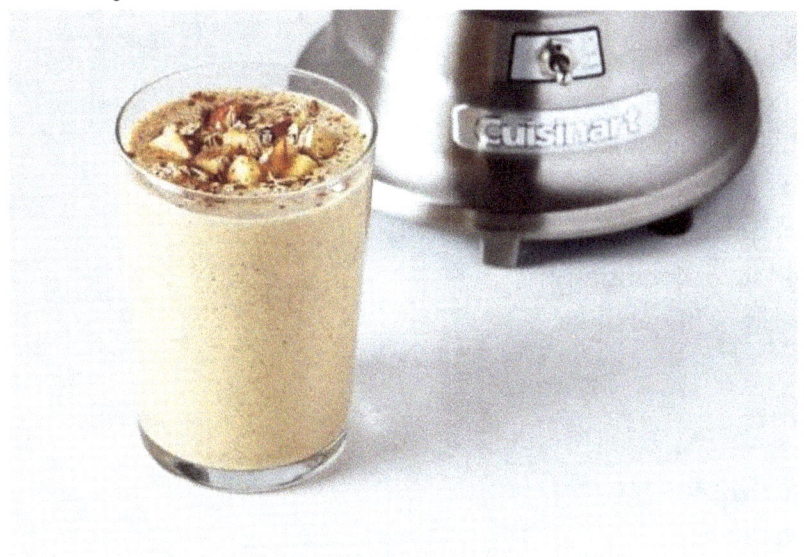

Składniki

- 1 szklanka sałaty lodowej
- 1 banan
- 1 brzoskwinia
- 1 orzech brazylijski
- 1 Mango
- 1 szklanka Kombuchy
- Top zkonopieposiew

Wskazówki

a) Połącz w blenderze
b) Obsługiwać

42. Tęczowy Koktajl

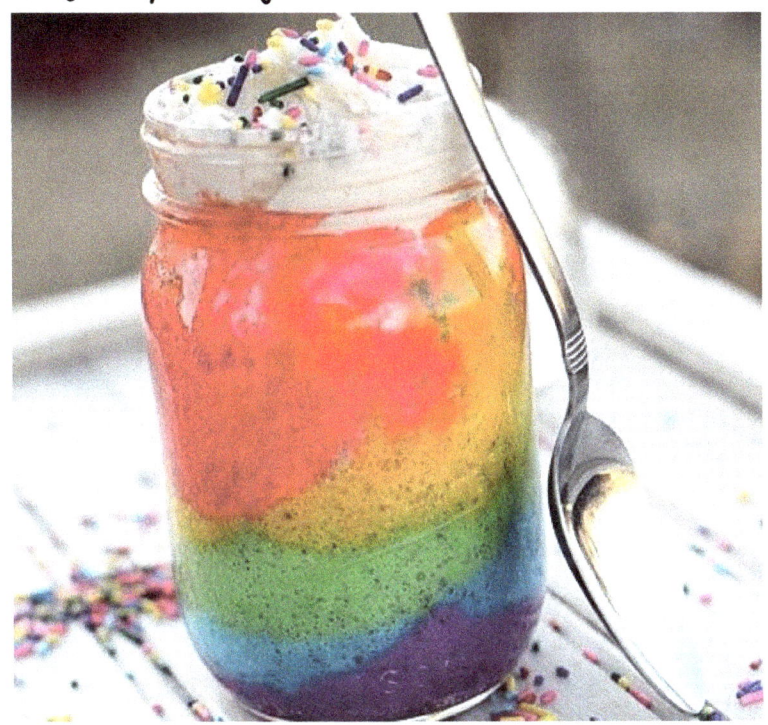

Wskazówki

a) Zmiksuj 1 duży burak z odrobiną kruszonego lodu
b) Zmiksuj 3 marchewki z odrobiną pokruszonego lodu
c) Zmiksuj 1 ogórek, 1 szklankę sałaty liściastej i ½ szklanki trawy pszenicznej
d) Podawaj je oddzielnie, aby zachować wyrazisty kolor
e) Obsługiwać

DESERY

43. Ciasteczka krabowe

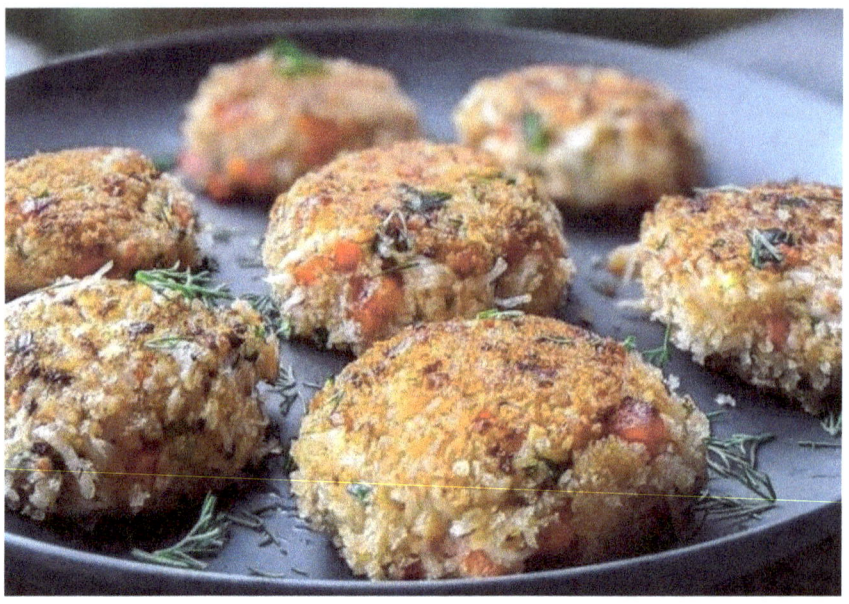

Służy 6-8

Składniki

- 3 funty mięso kraba
- 3 ubite jajka
- 3 filiżankilenmączka z nasion
- 3 łyżki musztardy
- 2 łyżki tartego chrzanu
- 1/2 kubkaorzech kokosowyolej
- 1 łyżeczka. skórka z cytryny
- 3 łyżki soku z cytryny
- 2 łyżki natki pietruszki
- 1/2 łyżeczki pieprzu cayenne
- 2 łyżeczki sosu rybnego

Wskazówki

a) W średniej misce wymieszać wszystkie składniki oprócz oleju.
b) Uformuj małe hamburgery. Na patelni rozgrzać olej i smażyć kotlety po 3-4 minuty z każdej strony lub na złoty kolor.
c) Opcjonalnie upiecz je w piekarniku.
d) Podawać jako przystawkę lub jako danie główne z dużą sałatką z błonnika.

44. Słodka skórka do ciasta

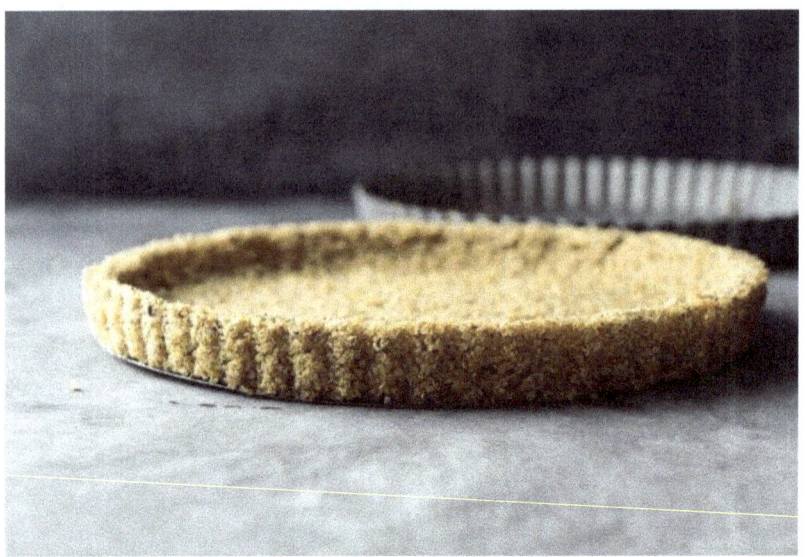

Składniki

- 11/3 filiżanek blanszowanych migdałowy mąka
- 1/3 szklanki mąki z tapioki
- 1/2 łyżeczki soli morskiej
- 1 duże jajko
- 1/4 szklanki orzech kokosowy olej
- 2 łyżki cukru kokosowego lub surowego miód
- 1 łyżeczka ziemi wanilia fasola

Wskazówki

a) Do miski robota kuchennego wsyp mąkę migdałową, mąkę z tapioki, sól morską, wanilię, jajko i cukier kokosowy (jeśli używasz cukru kokosowego). Zmiksuj 2-3 razy, aby połączyć. Dodaj olej i surowy miód (jeśli używasz surowego miodu) i pulsuj kilkoma jednosekundowymi impulsami, a następnie pozwól robotowi pracować, aż mieszanina się połączy. Wlej ciasto na arkusz folii. Zawiń, a następnie wciśnij ciasto w 9-calowy dysk. Wstaw do lodówki na 30 minut.

b) Usuń plastikową folię. Wciśnij ciasto na dno i na boki 9-calowego naczynia z masłem. Zagnij trochę brzegi skórki. Schłodzić w lodówce przez 20 minut. Ustaw ruszt piekarnika

w pozycji środkowej i rozgrzej piekarnik do 375F.
Wstawiamy do piekarnika i pieczemy na złoty kolor.

45. Szarlotka

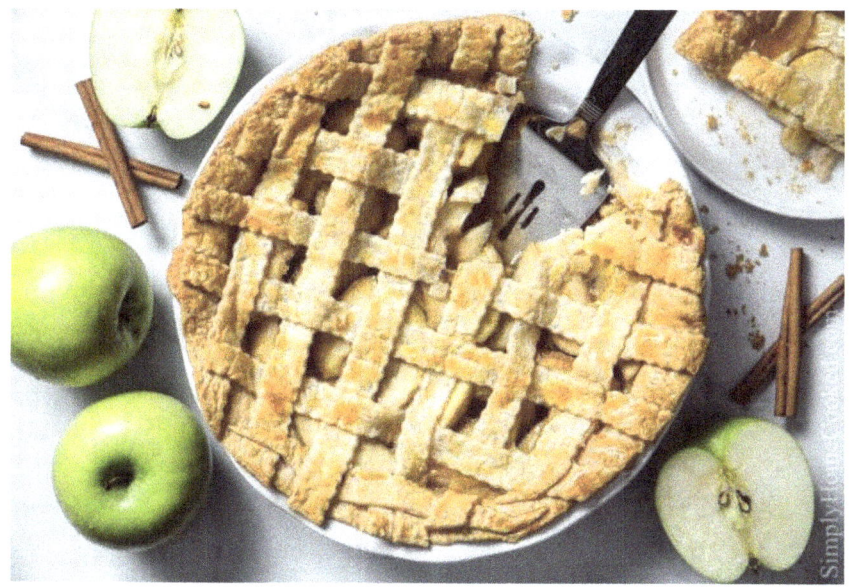

Wielkość porcji: Porcja 8

Składniki

- 2 łyżki stołowe orzech kokosowy olej
- 9 kwaśnych jabłek, obranych, wydrążonych i pokrojonych w plastry o grubości 1/4 cala
- 1/4 szklanki cukru kokosowego lub surowego miód
- 1/2 łyżeczki cynamonu
- 1/8 łyżeczki soli morskiej
- 1/2 szklanki mleka kokosowego
- 1 szklanka mielonych orzechów i nasion

Wskazówki

a) Nadzienie: Rozpuść olej kokosowy w dużym garnku na średnim ogniu. Dodaj jabłka, cukier kokosowy lub surowy miód, cynamon i sól morską.

b) Zwiększ ogień do średnio-wysokiego i gotuj, mieszając od czasu do czasu, aż jabłka uwolnią wilgoć, a cukier się rozpuści. Jabłka polać mlekiem kokosowym lub śmietaną i gotować, aż jabłka będą miękkie i płynne, przez około 5 minut, mieszając od czasu do czasu.

c) Wlać nadzienie do wypieku, a następnie posypać polewą. Umieść osłonę ciasta na krawędziach skórki, aby uniknąć przypalenia. Piecz, aż polewa zacznie się złocistobrązowy. Schłodzić i podawać.

46. Owoce maczane w czekoladzie

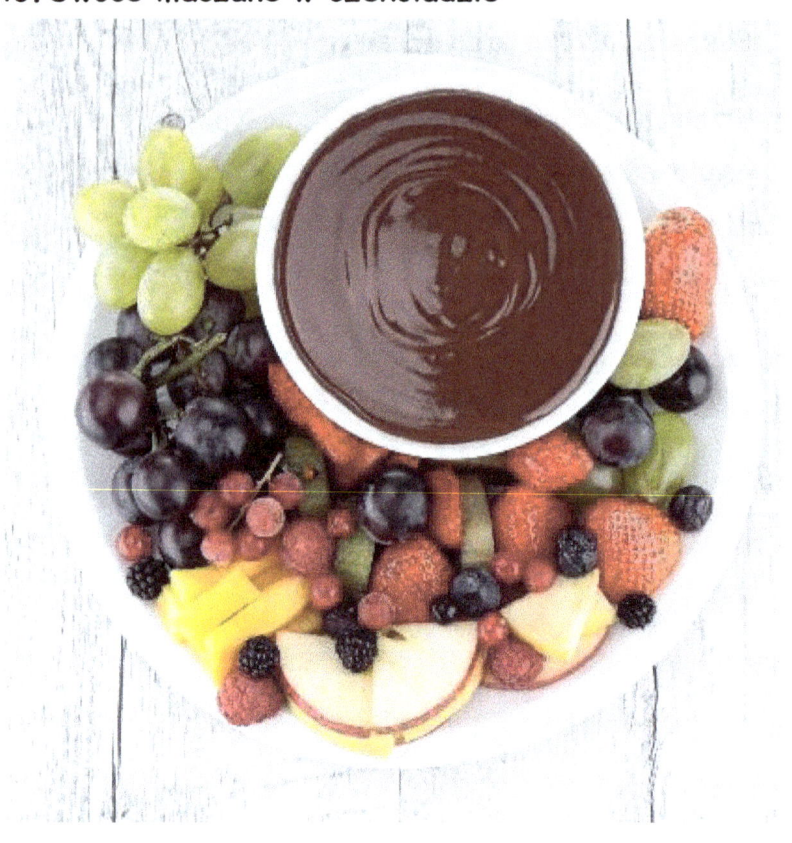

Składniki

- 2 jabłka lub 2 banany lub miska truskawek lub dowolnych owoców, które można zanurzyć w rozpuszczonej czekoladzie

- 1/2 szklanki roztopionej czekolady \2 łyżki posiekanych orzechów (migdały, orzechy włoskie, brazylijskie) lub nasion (konopie, chia, sezam,lenmączka z nasion)

Wskazówki

a) Jabłko pokroić w ćwiartki lub banana pokroić w ćwiartki. Rozpuść czekoladę i posiekaj orzechy. Owoce zanurzamy w czekoladzie, posypujemy orzechami lub nasionami i układamy na blasze.

b) Przenieś tacę do lodówki, aby czekolada stwardniała; obsługiwać.

c) Jeśli nie chcesz czekolady, pokryj owoce masłem migdałowym lub słonecznikowym, posyp nasionami chia lub konopiami, pokrój na kawałki i podawaj.

47. Ciastka bez pieczenia

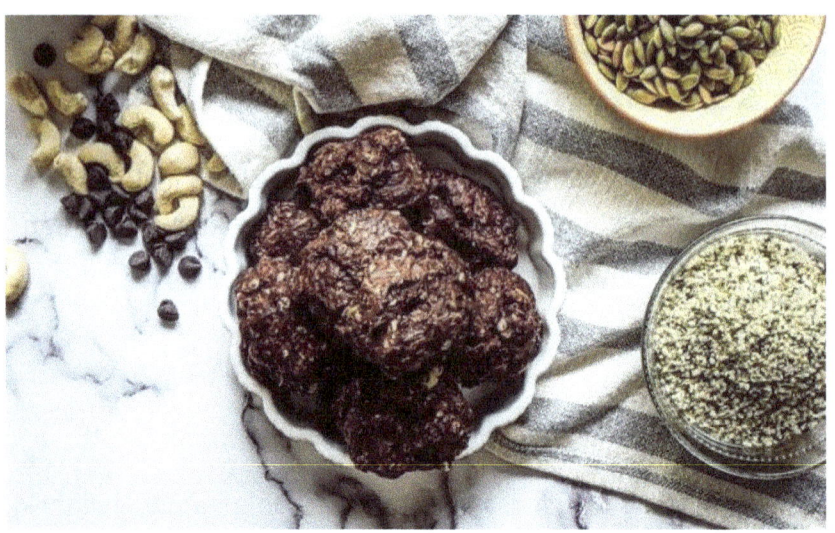

Składniki

- 1/2 szklanki mleka kokosowego
- 1/2 szklanki kakao w proszku
- 1/2 kubka orzech kokosowy olej
- 1/2 szklanki surowego miód
- 2 szklanki drobno posiekanego kokosa
- 1 szklanka dużego płatka kokosowego
- 2 łyżeczki ziemi wanilia fasola
- 1/2 szklanki posiekanych migdałów lub chia nasiona (opcjonalnie)
- 1/2 kubka migdałowy masło (opcjonalnie)

Wskazówki

a) W rondelku wymieszać mleko kokosowe, olej kokosowy i proszek kakaowy. Gotuj miksturę na średnim ogniu, mieszając aż do wrzenia, a następnie gotuj przez 1 minutę.

b) Zdejmij miksturę z ognia i wymieszaj z wiórkami kokosowymi, dużymi płatkami kokosowymi, surowym miodem i wanilią. Dodaj dodatkowe składniki, jeśli chcesz.

c) Przełóż mieszankę na blachę wyłożoną pergaminem, aby ostygła.

48. Surowe ciasteczka

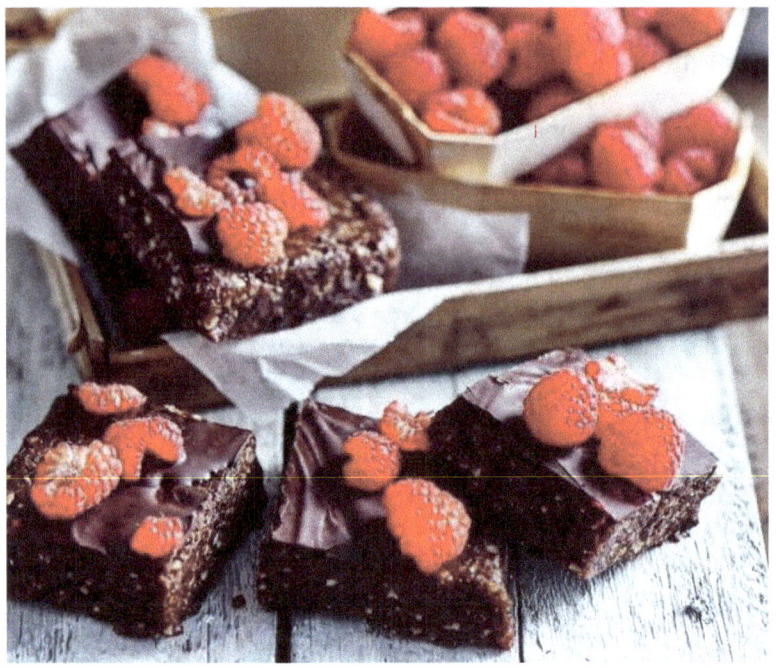

Składniki

- 1 1/2 szklanki orzechów włoskich
- 1 filiżanka bez pestekDaktyle
- 1 1/2 łyżeczki mielonejwaniliafasola
- 1/3 szklanki niesłodzonego kakao w proszku
- 1/3 szklankimigdałowymasło

Wskazówki

a) Dodaj orzechy włoskie i sól do robota kuchennego lub blendera. Mieszaj do drobno zmielonego.

b) Dodaj do blendera wanilię, daktyle i kakao w proszku. Dobrze wymieszaj i opcjonalnie dodaj kilka kropli wody na raz, aby mieszanina się skleiła.

c) Przełóż miksturę na patelnię i pokryj masłem migdałowym.

49. Lody

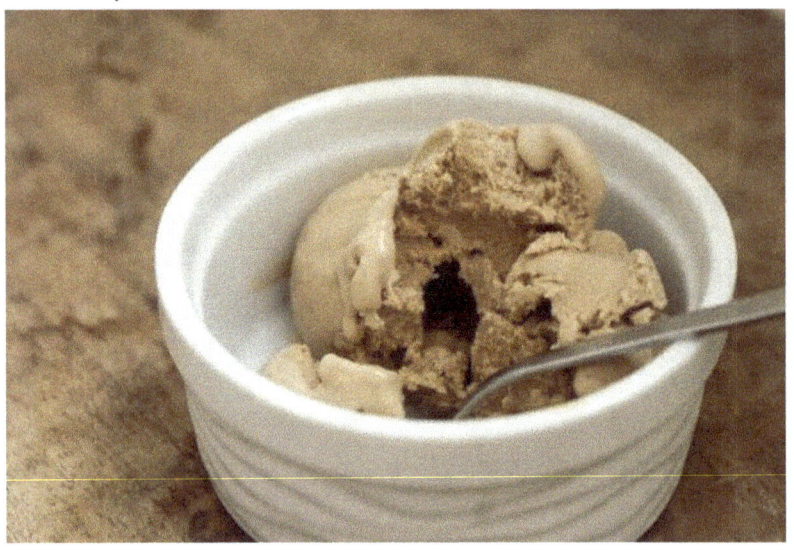

Wskazówki

a) Zamroź banana pokrojonego na kawałki i zmiksuj go w blenderze po zamrożeniu i dodaj pół łyżeczki cynamonu lub 1 łyżeczkę kakao lub obie i zjedz jako lody.

b) Inną opcją byłoby dodanie jednej łyżkimigdałowymasło i wymieszaj z puree bananowym, to też pyszne lody.

50. Ciasteczka z przyprawami jabłkowymi

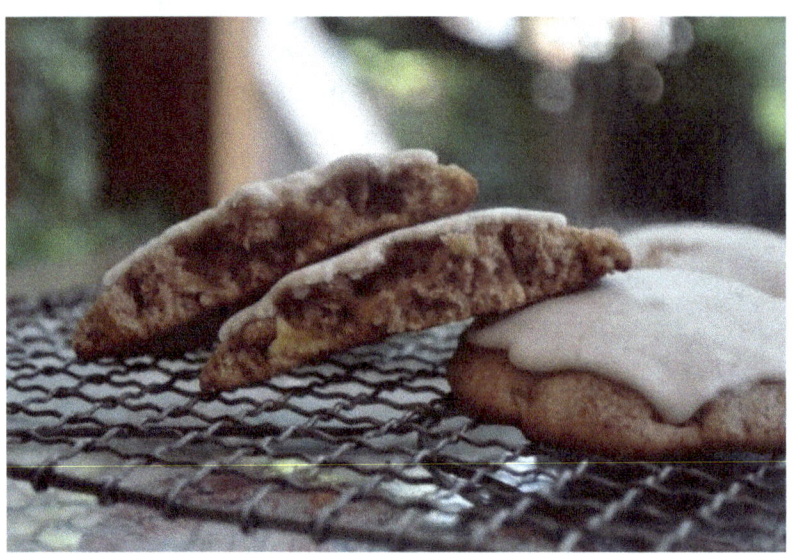

Składniki

- 1 szklanka niesłodzonej migdałowymasło
- 1/2 kubka surowemiód
- 1 jajko i 1/2 łyżeczki soli
- 1 jabłko, pokrojone w kostkę
- 1 łyżeczka cynamonu
- 1/4 łyżeczki mielonych goździków
- 1/8 łyżeczki gałki muszkatołowej
- 1 łyżeczka świeżego imbiru, startego

Wskazówki

a) rozgrzej piekarnik do 350 stopni fa. w misce wymieszać masło migdałowe, jajko, surowy miód i sól. dodać jabłko, przyprawy i imbir i wymieszać. łyżka ciasta na blachę do pieczenia w odległości 1 cala.

b) piec do zastygnięcia.

c) usuń ciasteczka i pozostaw do ostygnięcia na stojaku chłodzącym.

ZUPY

51. Zupa Krem z Brokułów

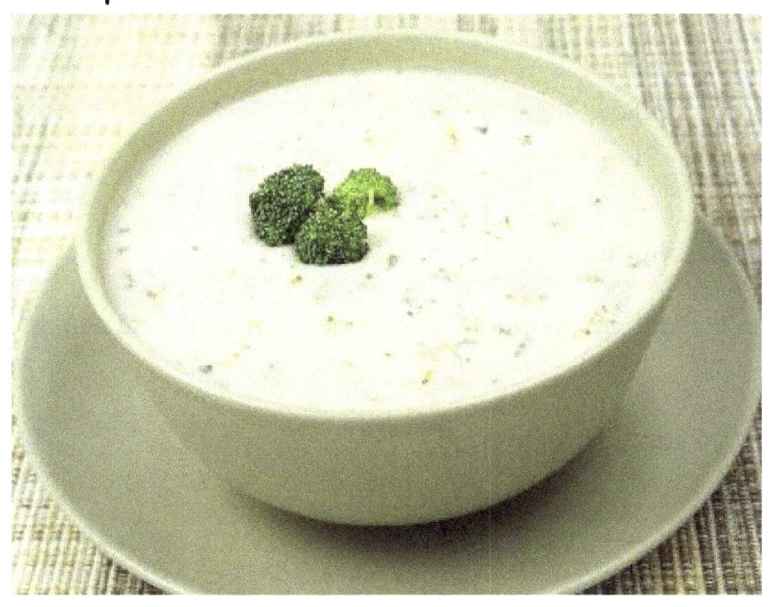

Służy 4

Składniki

- 1 1/2 funta brokułów, świeżych
- 2 szklanki wody
- 3/4 łyżeczki soli, pieprzu do smaku
- 1/2 szklanki mąki z tapioki wymieszanej z 1 szklanką zimnej wody
- 1/2 szklanki kremu kokosowego
- 1/2 szklanki niskotłuszczowego sera rolniczego

Wskazówki

a) Brokuły gotuj na parze lub gotuj, aż staną się miękkie.

b) Włóż 2 szklanki wody i kremu kokosowego do podwójnego bojlera.

c) Dodaj sól, ser i pieprz. Podgrzewaj, aż ser się rozpuści.

d) Dodaj brokuły. W małej misce wymieszaj wodę i mąkę z tapioki.

e) Wmieszaj mieszankę z tapioki do masy serowej w podwójnym bojlerze i podgrzewaj, aż zupa zgęstnieje.

52. Zupa z Soczewicy

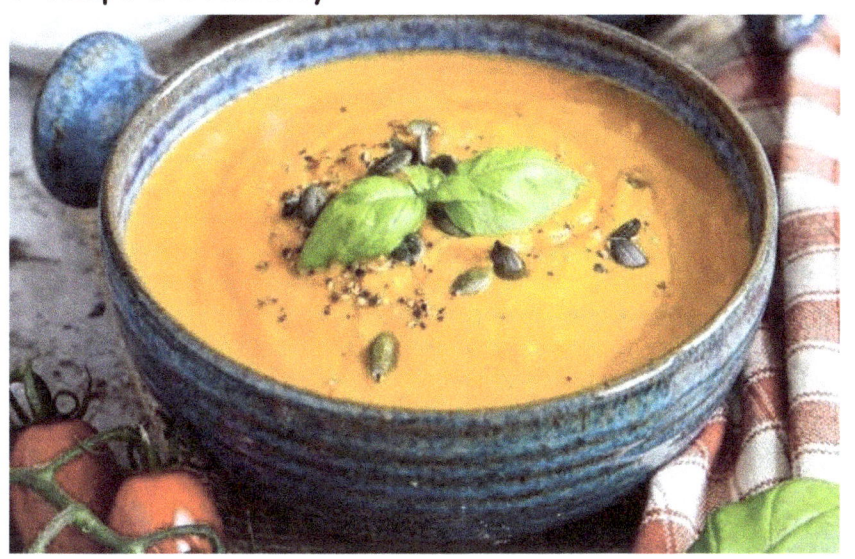

Porcja 4-6

Składniki

- 2 łyżki stołowe Oliwaolej lub awokadoolej
- 1 szklanka drobno posiekanej cebuli
- 1/2 szklanki posiekanej marchewki
- 1/2 szklanki posiekanego selera
- 2 łyżeczki soli
- 1 funt soczewicy
- 1 szklanka posiekanych pomidorów
- 2 kwarty bulionu z kurczaka lub warzyw
- 1/2 łyżeczki mielonej kolendry i prażonego kminku

Wskazówki

a) Włóż oliwę z oliwek do dużego holenderskiego piekarnika. Ustaw na średnim ogniu. Po podgrzaniu dodaj seler, cebulę, marchewkę i sól i rób, aż cebula będzie przezroczysta.
b) Dodaj soczewicę, pomidory, kminek, bulion i kolendrę i wymieszaj do połączenia. Zwiększ ogień i zagotuj.
c) Zmniejsz ogień, przykryj i gotuj na wolnym ogniu, aż soczewica zmięknie (ok. 35-40 minut).
d) Puree z wyginaczem do preferowanej konsystencji (opcjonalnie). Natychmiast podawaj.

53. Zimna Zupa Ogórkowa z Awokado

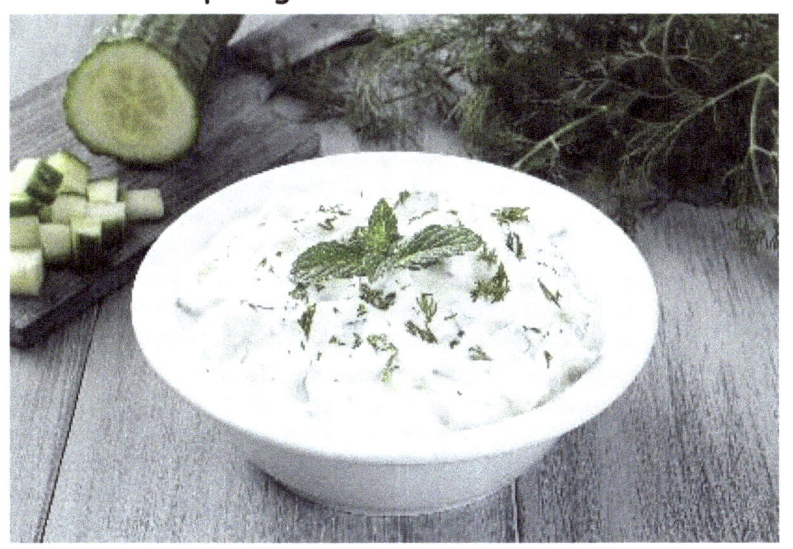

Serwuje 2-3

Składniki

- 1 obrany ogórek, posiekany i pokrojony w 2-calowe kawałki
- 1 obrane awokado
- 2 posiekane szalotki
- 1 szklanka bulionu z kurczaka
- 3/4 szklanki greckiego jogurtu o niskiej zawartości tłuszczu
- 2 łyżki soku z cytryny
- 1/2 łyżeczki mielonego pieprzu lub do smaku
- Posiekany szczypiorek, koperek, mięta, szalotka lub ogórek

Wskazówki

a) Połącz w blenderze ogórka, awokado i szalotki. Pulsuj, aż się posieka.
b) Dodaj jogurt, bulion i sok z cytryny i kontynuuj do uzyskania gładkiej konsystencji.
c) Doprawić pieprzem i solą do smaku i schłodzić przez 4 godziny.
d) Smak do przyprawiania i przybrania.

54. Gazpacho

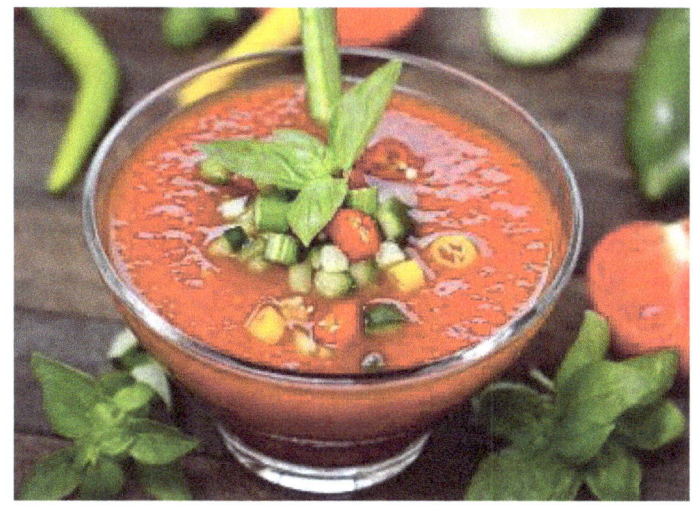

Służy 4
Składniki

- 1/2 szklankilenmączka z nasion
- 1kg pomidorów pokrojonych w kostkę
- 1 czerwona papryka i 1 zielona papryka, pokrojone w kostkę
- 1 ogórek, obrany i pokrojony w kostkę
- 2 ząbki czosnku, obrane i zmiażdżone
- 150 ml ekstra dziewicyOliwaolej lubawokadoolej
- 2 łyżki soku z cytryny
- Sól dla smaku

Wskazówki

a) W misce blendera wymieszaj paprykę, pomidory i ogórek z rozgniecionym czosnkiem i oliwą z oliwek.

b) Do mieszanki dodać mączkę lnianą. Miksuj do uzyskania gładkości.

c) Dodaj sól i sok z cytryny do smaku i dobrze wymieszaj.

d) Wstaw do lodówki, aż dobrze się schłodzi. Podawać z czarnymi oliwkami, jajkiem na twardo, kolendrą, miętą lub pietruszką.

55. Włoska Zupa Wołowa

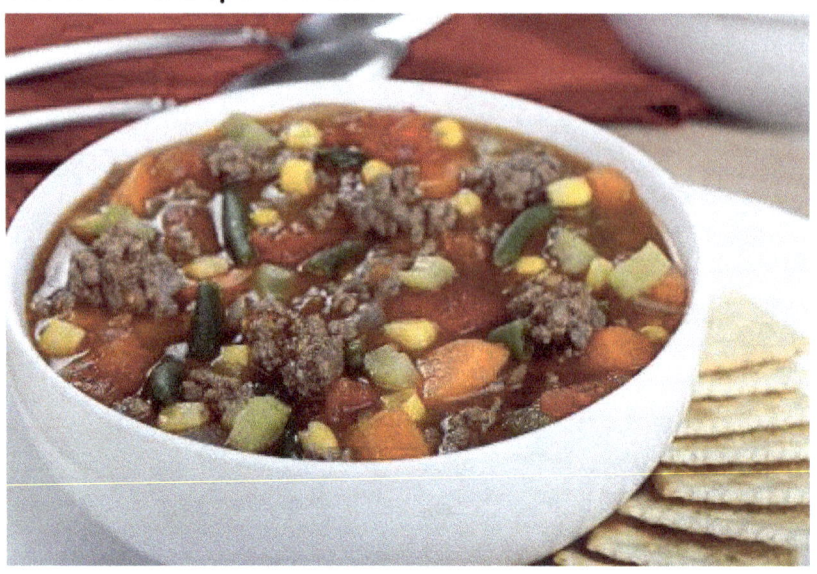

Serwuje 6

Składniki

- 1 funt mielonego mięsa pszczelego1 ząbek czosnku, posiekany
- 2 szklanki bulionu wołowego
- kilka dużych pomidorów
- 1 szklanka pokrojonej marchewki
- 2 szklanki gotowanej fasoli
- 2 małe cukinie, pokrojone w kostkę
- 2 szklanki szpinaku - wypłukanego i podartego
- 1/4 łyżeczki czarnego pieprzu
- 1/4 łyżeczki soli

Wskazówki

a) Podsmażona wołowina z czosnkiem w garnku. Dodaj bulion, marchew i pomidory. Dopraw solą i pieprzem.
b) Zmniejsz ogień, przykryj i gotuj przez 15 minut
c) Wmieszać fasolę z płynem i cukinią. Przykryj i gotuj na wolnym ogniu, aż cukinia będzie miękka.
d) Zdjąć z ognia, dodać szpinak i przykryć. Podawać po 5 minutach.

56. Kremowy pieczony grzyb

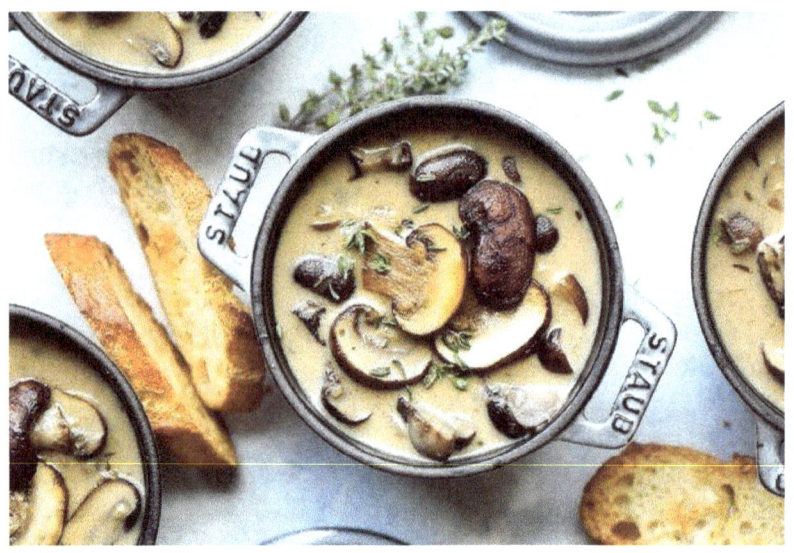

SŁUŻY 4

Składniki

- 1 funt pieczarek Portobello, pokrojonych na 2,5-centymetrowe kawałki
- 1/2-funtowe grzyby shiitake z łodygami
- 6 łyżek stołowychOliwaolej lubawokadoolej
- 2 szklanki bulionu warzywnego
- 1 1/2 łyżki stołowejorzech kokosowyolej
- 1 cebula, posiekana
- 3 ząbki czosnku, posiekane
- 3 łyżki mąki z marchwi
- 1 szklanka kremu kokosowego
- 3/4 łyżeczki posiekanego tymianku

Wskazówki

a) Rozgrzej piekarnik do 400 ° F. Wyłóż jedną dużą blachę do pieczenia folią. Rozłóż grzyby i skrop oliwą z oliwek. Dopraw solą i pieprzem i wrzuć. Przykryj folią i piecz przez pół godziny. Odkryć i kontynuować pieczenie jeszcze 15 minut. Lekko ostudzić. Połowę pieczarek wymieszać z jedną puszką bulionu w blenderze. Odłożyć na bok.

b) Rozpuść olej kokosowy w dużym garnku na dużym ogniu. Dodaj cebulę i czosnek i podsmażaj, aż cebula będzie przezroczysta. Dodaj mąkę i mieszaj 2 minuty. Dodaj śmietanę, bulion i tymianek. Dodać pozostałe ugotowane grzyby i przecier grzybowy. Dusić na małym ogniu, aż zgęstnieje (ok. 10 minut). Dopraw do smaku solą i pieprzem.

57. Zupa z czarnej fasoli

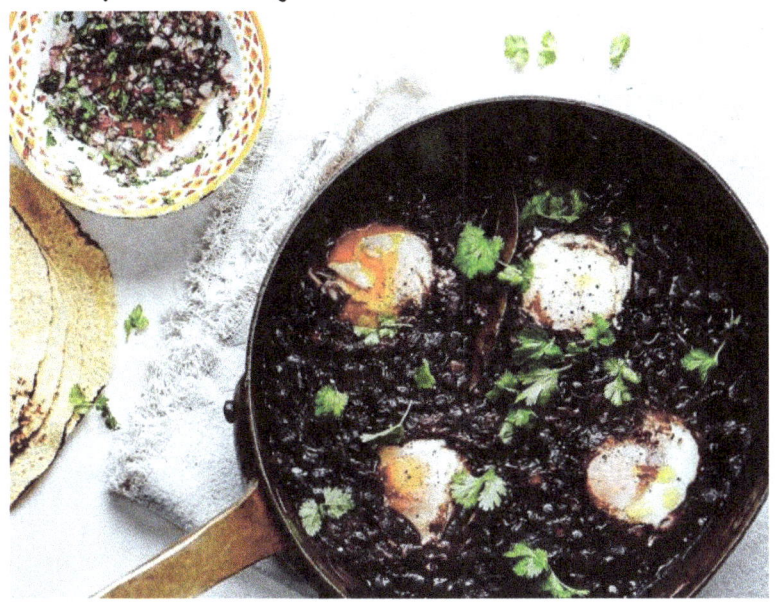

Służy 6-8
Składniki

- 1/4 szklankiorzech kokosowyolej
- 1/4 szklanki cebuli, pokrojonej w kostkę
- 1/4 szklanki marchewki, pokrojonej w kostkę
- 1/4 szklanki zielonej papryki, pokrojonej w kostkę
- 1 szklanka bulionu wołowego
- 3 funty ugotowanej czarnej fasoli
- 1 łyżka soku z cytryny
- 2 łyżeczki czosnku
- 2 łyżeczki soli
- 1/2 łyżeczki czarnego pieprzu, mielonego
- 2 łyżeczki chili w proszku
- 8 uncji mięso wieprzowe
- 1 łyżki mąki z tapioki
- 2 łyżki wody

Wskazówki

a) W rondelku umieścić olej kokosowy, cebulę, marchewkę i paprykę. Gotuj warzywa do miękkości. Doprowadź bulion do wrzenia.

b) Do warzyw dodać ugotowaną fasolę, bulion i pozostałe składniki (oprócz mąki z tapioki i 2 łyżek wody). Doprowadź tę mieszankę do wrzenia i gotuj około 15 minut.
c) Zmiksuj 1 litr zupy w blenderze i włóż z powrotem do garnka. Połącz mąkę z tapioki i 2 łyżki wody w osobnej misce.
d) Dodaj mieszankę mąki z tapioki do zupy fasolowej i gotuj przez 1 minutę.

58. Białe gazpacho

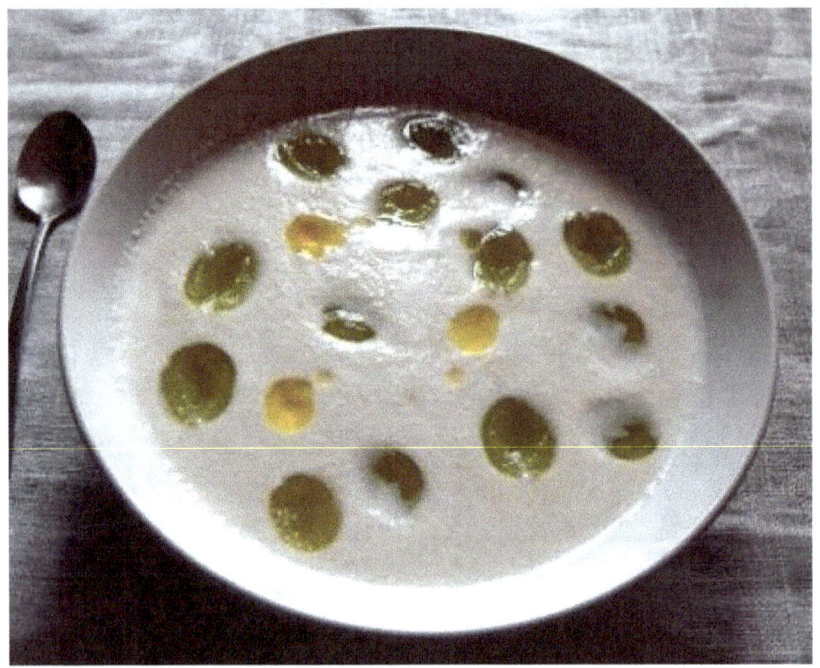

Porcja 4-6

Składniki

- 1 filiżanka lnemączka z nasion
- 200 g migdałów, blanszowanych i obranych ze skóry
- 3 ząbki czosnku
- 150 ml extra virgin Oliwa olej lub awokado olej
- 5 łyżek soku z cytryny
- 2 łyżeczki soli
- 1 litr wody
- 150 g winogron, bez pestek

Wskazówki

a) Do blendera wrzuć mączkę lnianą z migdałami i czosnkiem. Zmiksuj na gładką pastę. W razie potrzeby dodaj trochę wody. Dodaj olej powolnym strumieniem przy pracującym silniku. Dodaj sok z cytryny i sól.

b) Wlej mieszaninę do dzbanka i dodaj pozostałą wodę. Do smaku dodaj sól lub sok z cytryny. Schłodź zupę.

c) Wymieszaj przed podaniem i udekoruj winogronami.

59. Zupa z dyni

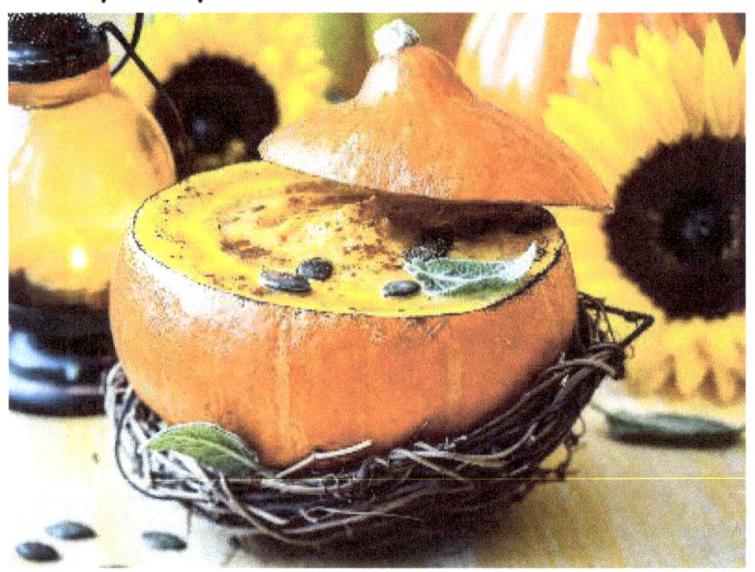

Porcja 4-6

Składniki
- 1 kabaczek
- 1 marchewka, posiekana
- 1 cebula (pokrojona w kostkę)
- 3/4 - 1 szklanka mleka kokosowego
- 1/4 - 1/2 szklanki wody
- Oliwa olej lub awokado olej
- Sól
- Pieprz
- Cynamon
- Kurkuma

Wskazówki

a) Pokrój kabaczek i wyłóż nasiona łyżką. Pokrój na duże kawałki i ułóż na blasze do pieczenia. Posyp solą, oliwą i pieprzem i piecz w temperaturze 375 stopni F do miękkości (ok. 1 godziny). Ostudzić.

b) W międzyczasie podsmaż cebulę na oliwie (włóż do garnka). Dodaj marchewki. Po kilku minutach dodaj 3/4 szklanki mleka kokosowego i 1/4 szklanki wody i gotuj na wolnym ogniu. Wyciągnij kabaczek ze skóry. Dodaj do garnka z zupą. Mieszaj, aby połączyć składniki i gotuj na wolnym ogniu przez kilka minut. W razie potrzeby dodaj więcej mleka lub wody. Dopraw do smaku solą, pieprzem i przyprawami. Zmiksuj do uzyskania gładkiej i kremowej konsystencji.

c) Posyp ją prażonymi pestkami dyni.

60. Zupa Wieprzowa z Białej Fasoli

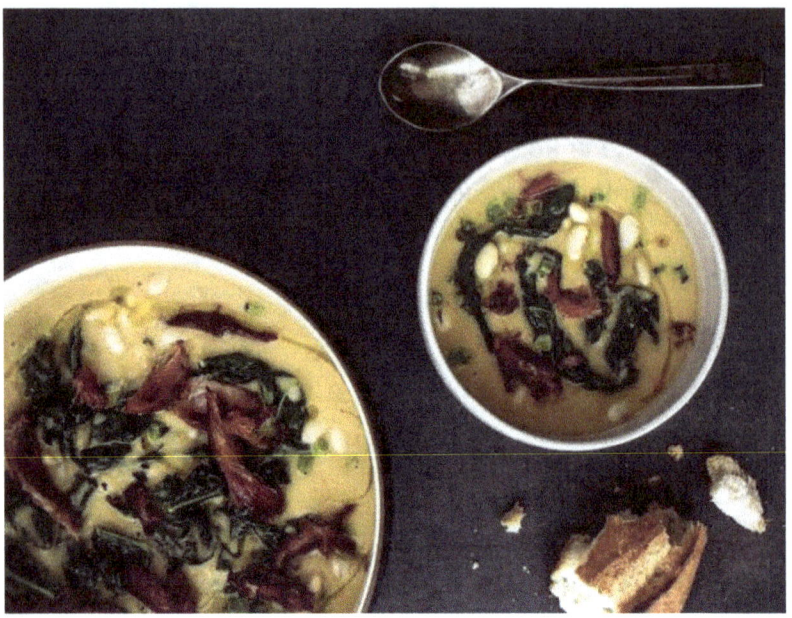

PORCJA 4-6

Składniki

- 2 Łyżki każdej ekstra dziewiczej Oliwaolej
- 3 łyżki chili w proszku
- 1 łyżki ostrego sosu jalapeno
- 2 funty kotletów wieprzowych z kością
- Sól
- 4 łodygi selera, posiekane
- 1 duża biała cebula, posiekana
- 3 ząbki czosnku, posiekane
- 2 szklanki bulionu z kurczaka
- 2 szklanki pokrojonych w kostkę pomidorów
- 2 szklanki ugotowanej białej fasoli
- 6 kubków pakowanych Kale

Wskazówki

a) Rozgrzej brojlera. Ubij ostry sos, 1 łyżkę oliwy z oliwek i chili w proszku w misce. Kotlety schabowe doprawić 1/2 łyżeczki soli. Natrzyj kotlety mieszanką przypraw z obu stron i umieść je na ruszcie ustawionym nad blachą do pieczenia. Odłożyć na bok.

b) Podgrzej 1 łyżkę oleju kokosowego w dużym garnku na dużym ogniu. Dodaj seler, czosnek, cebulę i pozostałe 2 łyżki chili w proszku. Gotuj, aż cebula będzie przezroczysta, mieszając (ok. 8 minut).

c) Do garnka wrzucić pomidory i bulion z kurczaka. Gotuj i mieszaj od czasu do czasu, aż zmniejszy się o około jedną trzecią (ok. 7 minut). Dodaj jarmuż i fasolę. Zmniejsz ogień do średniego, przykryj i gotuj, aż jarmuż będzie miękki (ok. 7 minut). Dodaj do 1/2 szklanki wody, jeśli mieszanina wygląda na suchą i dopraw solą.

d) W międzyczasie podsmaż wieprzowinę, aż się zrumieni

61. Grecka zupa cytrynowa z kurczakiem

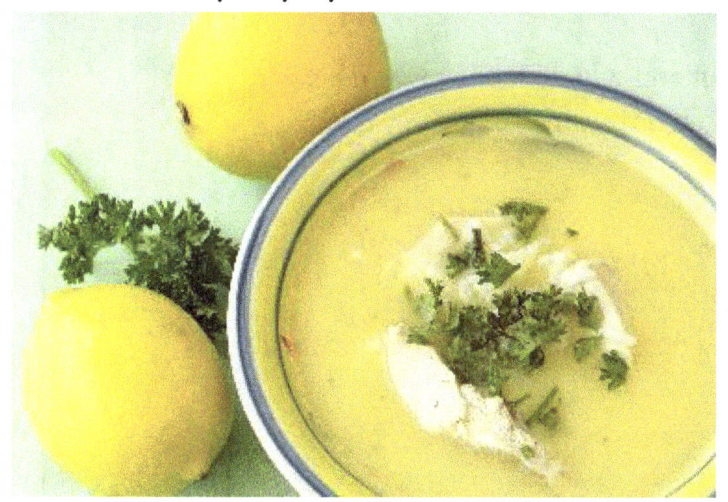

Służy 4

Składniki
- 4 szklanki bulionu z kurczaka
- 1/4 szklanki niegotowaneKomosa ryżowa
- sól i pieprz
- 3 jajka
- 3 łyżki soku z cytryny
- Garść świeżego koperku (posiekanego)
- rozdrobniony pieczony kurczak (opcjonalnie)

Wskazówki

a) Doprowadź bulion do wrzenia w rondlu. Dodaj komosę ryżową i gotuj do miękkości. Dopraw solą i pieprzem. Zmniejsz ogień i gotuj na wolnym ogniu. W osobnej misce wymieszaj sok z cytryny i jajka na gładką masę. Dodaj około 1 szklanki gorącego bulionu do mieszanki jajek/cytryny i ubij do połączenia.

b) Dodaj mieszaninę z powrotem do rondla. Mieszaj, aż zupa stanie się nieprzezroczysta i zgęstnieje. Dodaj koperek, sól i pieprz do smaku i kurczaka, jeśli go masz, i podawaj.

62. Zupa Jajeczna

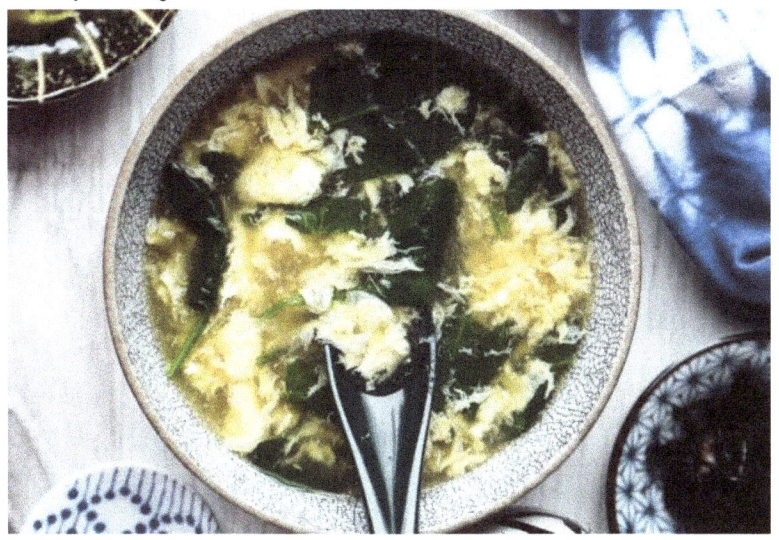

PORCJA 4-6

Składniki

- 1 1/2 litra bulionu z kurczaka
- 2 łyżki mąki z tapioki, wymieszane w 1/4 szklanki zimnej wody
- 2 jajka, lekko ubite widelcem
- 2 szalotki, posiekane, w tym zielone końcówki

Wskazówki

a) Doprowadź bulion do wrzenia. Powoli wlewaj mieszankę mąki z tapioki, mieszając bulion. Rosół powinien zgęstnieć.

b) Zmniejsz ogień i gotuj na wolnym ogniu. Wmieszać jajka bardzo powoli, cały czas mieszając.

c) Jak tylko ostatnia kropla jajka znajdzie się w środku, wyłącz ogień.

d) Podawaj z posiekaną szalotką na wierzchu.

63. Kremowa Zupa Pomidorowa Bazylia

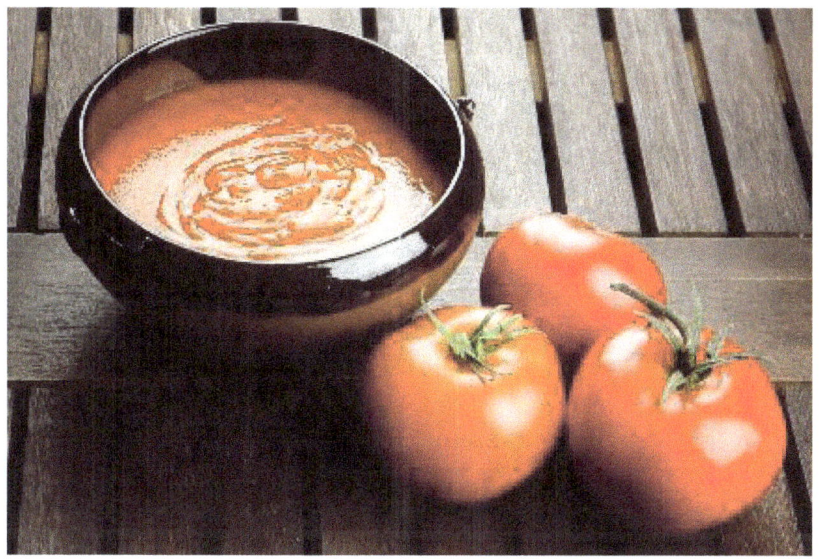

SERWUJE 6

Składniki

- 4 pomidory - obrane, bez pestek i pokrojone w kostkę
- 4 szklanki soku pomidorowego
- 14 listków świeżej bazylii
- 1 szklanka kremu kokosowego
- sól dla smaku
- zmielony czarny pieprz do smaku

Wskazówki

a) Połącz pomidory i sok pomidorowy w garnku bulionowym. Dusić 30 minut.
b) Mieszanka puree z listkami bazylii w malakserze.
c) Włóż z powrotem do garnka i dodaj śmietankę kokosową.
d) Dodaj sól i pieprz do smaku.

GŁÓWNE DANIE

64. gulasz z soczewicy

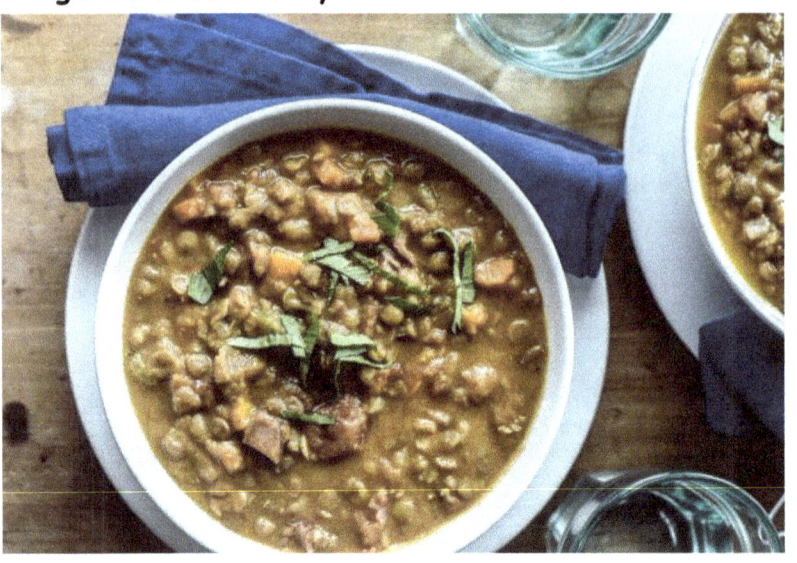

Składniki

- 1 szklanka suchej soczewicy
- 3 1/2 szklanki bulionu z kurczaka
- kilka pomidorów
- 1 średni posiekany ziemniak + 1/2 szklanki posiekanej marchewki
- 1/2 szklanki posiekanej cebuli + 1/2 szklanki posiekanego selera (opcjonalnie)
- kilka gałązek pietruszki i bazylii + 1 ząbek czosnku (mielony)
- 1 funt pokrojonej w kostkę chudej wieprzowiny lub wołowiny + pieprz do smaku

Wskazówki

a) Z tym gulaszem możesz zjeść wybraną sałatkę.

65. Duszony Zielony Groszek z Wołowiną

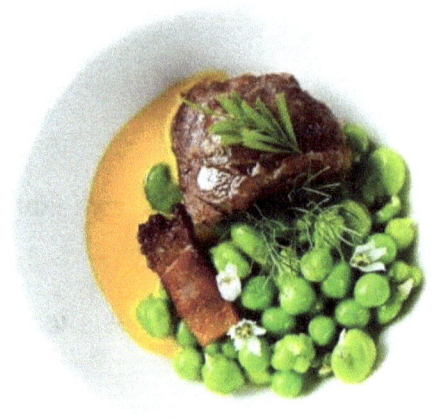

SŁUŻY 1

Składniki

- 1 szklanka świeżego lub mrożonego zielonego groszku
- 1 cebula, drobno posiekana
- 2 ząbki czosnku, cienko pokrojone i 1/2 cala obranego/pokrojonego świeżego imbiru (jeśli chcesz)
- 1/2 łyżeczki płatków papryki czerwonej lub do smaku
- 1 pomidor, grubo posiekany
- 1 posiekana marchewka
- 1 łyżka stołowa orzech kokosowy olej
- 1/2 szklanki bulionu z kurczaka
- 4 uncje pokrojona w kostkę wołowina
- Sól i świeżo zmielony czarny pieprz

Wskazówki

a) Rozgrzej olej kokosowy na patelni na średnim ogniu.

b) Podsmaż cebulę, czosnek i imbir, aż będą miękkie. Dodaj czerwoną paprykę, marchewkę i pomidory i smaż, aż pomidor zacznie mięknąć. Dodaj zielony groszek. Dodaj 4 uncje. pokrojona w kostkę chuda wołowina.

c) Dodaj bulion i gotuj na średnim ogniu. Przykryj i gotuj, aż groszek będzie miękki. Dopraw do smaku solą i pieprzem.

66. Chili z Białego Kurczaka

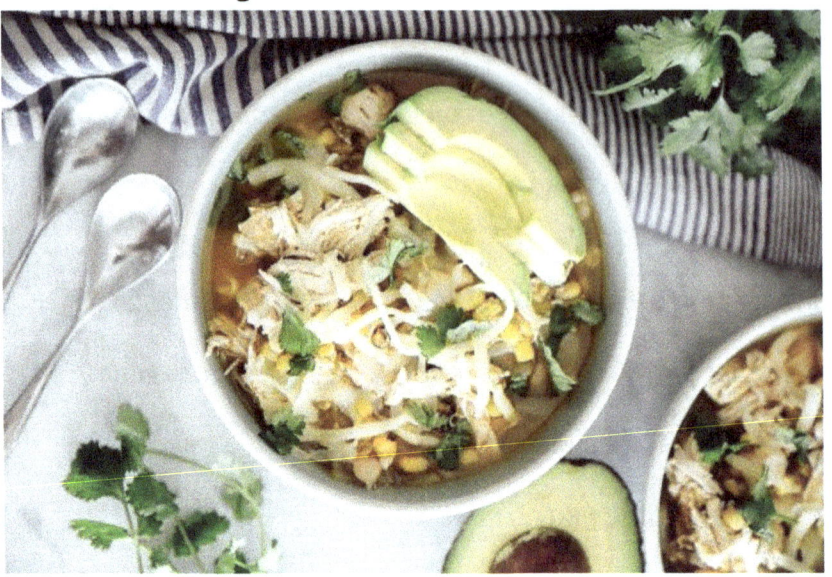

PORCJE: 5

Składniki

- 4 duże piersi z kurczaka bez kości i skóry
- 2 zielone papryki
- 1 duża żółta cebula
- 1 jalapenos
- 1/2 szklanki zielonego chilli pokrojonego w kostkę (opcjonalnie)
- 1/2 szklanki cebuli dymki
- 1,5 łyżki stołoweorzech kokosowyolej
- 3 szklanki ugotowanej białej fasoli
- 3,5 szklanki bulionu z kurczaka lub warzyw
- 1 łyżeczka mielonego kminku
- 1/4 łyżeczki pieprzu cayenne
- sól dla smaku

Wskazówki

a) Zagotuj wodę w garnku. Dodaj piersi z kurczaka i gotuj, aż będą ugotowane. Odcedź wodę i pozwól kurczakowi ostygnąć. Po ostygnięciu poszatkować i odstawić.

b) Paprykę, paprykę jalapeno i cebulę pokroić w kostkę. Rozpuść olej kokosowy w garnku na dużym ogniu. Dodaj paprykę i cebulę i podsmażaj do miękkości, ok. 1 godz. 8-10 minut.

c) Dodaj bulion, fasolę, kurczaka i przyprawy do garnka. Wymieszaj i zagotuj. Przykryj i gotuj przez 25-30 minut.

d) Gotuj jeszcze 10 minut i mieszaj od czasu do czasu. Usuń z ognia. Odstawić na 10 minut do zgęstnienia. Top z kolendrą.

67. Wieprzowina z jarmużu

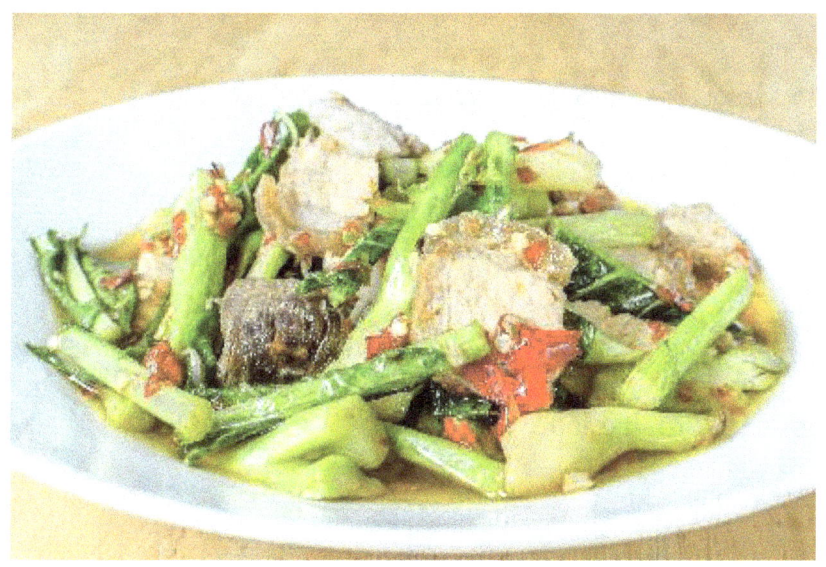

SŁUŻY 4

Składniki

- 1 łyżka stołowaorzech kokosowyolej
- 1-funtowa polędwica wieprzowa, przycięta i pokrojona na 1-calowe kawałki
- 3/4 łyżeczki soli
- 1 średnia cebula, drobno posiekana
- 4 ząbki czosnku, mielone
- 2 łyżeczki papryki
- 1/4 łyżeczki pokruszonej czerwonej papryki (opcjonalnie)
- 1 szklanka białego wina
- 4 pomidory śliwkowe, posiekane
- 4 szklanki bulionu z kurczaka
- 1 pęczek jarmużu, posiekany
- 2 szklanki ugotowanej białej fasoli

Wskazówki

a) Rozgrzej olej kokosowy w garnku na średnim ogniu. Dodać wieprzowinę, doprawić solą i smażyć, aż przestanie się zaróżowić. Przełóż na talerz i pozostaw soki w garnku.

b) Dodaj cebulę do garnka i smaż, aż stanie się przezroczysta. Dodaj paprykę, czosnek i pokruszoną paprykę i gotuj około 30 sekund. Dodaj pomidory i wino, zwiększ ogień i zamieszaj, aby zeskrobać zrumienione kawałki. Dodaj bulion. Doprowadzić do wrzenia.

c) Dodaj jarmuż i mieszaj, aż zwiędnie. Zmniejsz ogień i gotuj na wolnym ogniu, aż jarmuż będzie miękki. Dodaj soki z fasoli, wieprzowiny i wieprzowiny. Dusić jeszcze przez 2 minuty.

68. Curry z kalafiorem dyni

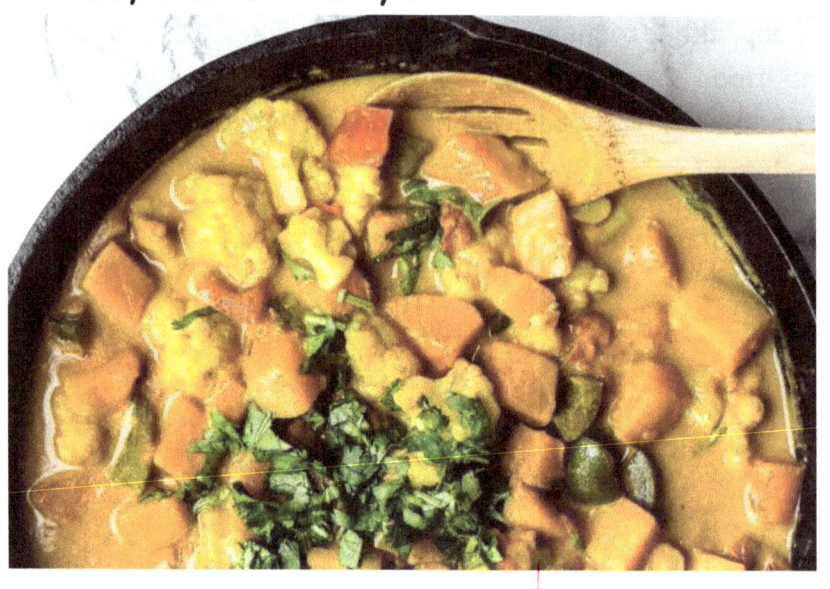

Serwuje 6

Składniki

- 3 szklanki obranych, posiekanych dyni
- 2 szklanki gęstego mleka kokosowego
- 3 łyżki stołowe orzech kokosowy olej
- 2 łyżki stołowe surowe miód
- 2 funty pomidorów
- 1 i 1/4 szklanki brązowego ryżu, niegotowanego
- 1 szklanka posiekana kalafior
- 1 szklanka posiekanej zielonej papryki
- Kolendra do posypania

Wskazówki

a) Ugotuj brązowy ryż. Odłożyć na bok.

b) Zrób pastę curry. Wlej mleko kokosowe na patelnię i wymieszaj curry i surowy miód z mlekiem kokosowym. Dodaj kalafior, dynię i zieloną paprykę. Przykryj i gotuj na wolnym ogniu, aż dynia będzie miękka. Zdjąć z ognia i odstawić na 10 minut. Sos zgęstnieje.

c) Podawaj curry na brązowym ryżu. Dodaj posiekaną kolendrę przed podaniem.

69. Crockpot Red Curry Jagnięcina

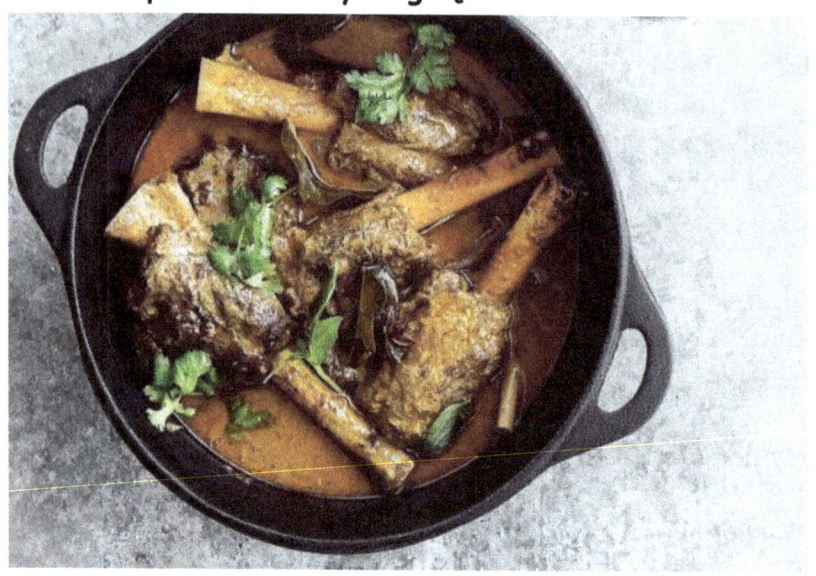

Porcje: 16

Składniki

- 3 funty pokrojonego w kostkę mięsa jagnięcego
- Pasta Curry
- 4 szklanki pasty pomidorowej
- 1 łyżeczka soli plus więcej do smaku
- 1/2 szklanki mleka kokosowego lub śmietanki

Wskazówki

a) Zrób pastę curry. Dodaj do garnka jagnięcinę i pastę curry. Wylej jedną szklankę koncentratu pomidorowego na jagnięcinę. Dodaj 2 szklanki wody do crockpot. Wymieszaj, przykryj i gotuj na wysokiej temperaturze przez 2 godziny lub na niskiej temperaturze przez 4-5 godzin. Skosztuj i dopraw solą.

b) Przed podaniem wymieszaj mleko kokosowe i posyp kolendrą. Podawaj na brązowym ryżu lub chlebie naan.

70. Łatwa soczewica Dhal

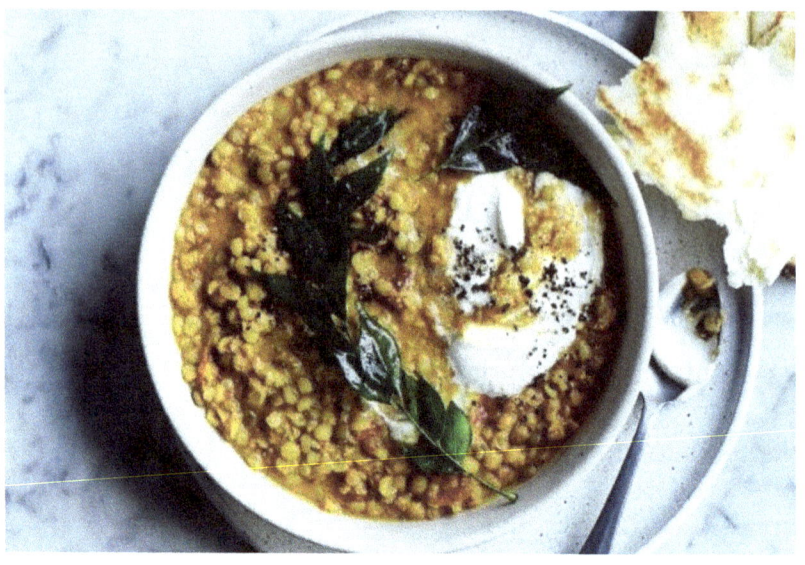

SERWUJE 6

Składniki

- 2 1/2 szklanki soczewicy
- 5-6 filiżanek wody
- Pasta Curry
- 1/2 szklanki mleka kokosowego
- 1/3 szklanki wody
- 1/2 łyżeczki soli + 1/4 łyżeczki czarnego pieprzu
- sok limonkowy
- Kolendra i dymka do dekoracji

Wskazówki

a) W dużym garnku zagotuj wodę. Dodaj soczewicę i gotuj bez przykrycia przez 10 minut, często mieszając.

b) Usuń z ognia. Dodaj pozostałe składniki.

c) Dopraw solą i ziołami do dekoracji.

71. Gumbo

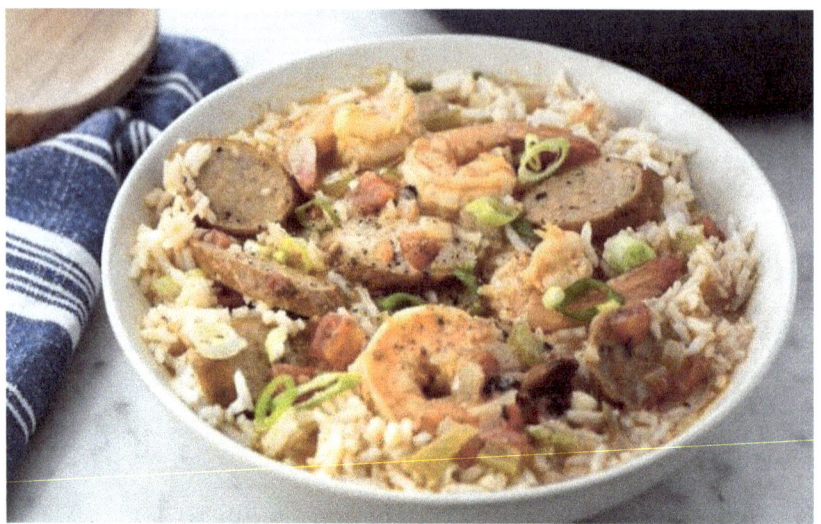

Składniki

- 1-funtowa średnio obrana krewetka
- 1/2 funta piersi z kurczaka bez skóry i kości
- 1/2 kubkaorzech kokosowyolej
- 3/4 szklankimigdałowymąka
- 2 szklanki posiekanej cebuli
- 1 szklanka posiekanego selera
- 1 szklanka posiekanej zielonej papryki
- 1 łyżeczka mielonego kminku
- 1 łyżki mielonego świeżego czosnku
- 1 łyżeczka posiekanego świeżego tymianku
- 1/2 łyżeczki czerwonej papryki
- 6 filiżanek bulionu z kurczaka
- 2 szklanki pokrojonych w kostkę pomidorów
- 3 szklanki pokrojonej w plasterki okry
- 1/2 szklanki świeżej posiekanej natki pietruszki
- 2 liście laurowe
- 1 łyżeczka ostrego sosu

Wskazówki

a) Smaż kurczaka na dużym ogniu, aż się zarumieni w dużym garnku. Usuń i odłóż na bok. Posiekaj cebulę, seler i zielony pieprz i odstaw na bok.

b) Do garnka wsypać olej i mąkę. Dobrze wymieszaj i zrumień, aby zrobić zasmażkę. Gdy zasmażka jest gotowa, dodaj pokrojone warzywa. Smaż na małym ogniu przez 10 minut.

c) Powoli dodawaj bulion z kurczaka cały czas mieszając.

d) Dodaj kurczaka i wszystkie pozostałe składniki oprócz okry, krewetek i pietruszki, które zostaną zachowane na koniec.

e) Przykryj i gotuj na wolnym ogniu przez pół godziny. Zdejmij pokrywkę i gotuj jeszcze przez pół godziny, od czasu do czasu mieszając.

f) Dodaj krewetki, okrę i pietruszkę. Kontynuuj gotowanie na małym ogniu bez przykrycia przez 15 minut.

72. Curry z ciecierzycy

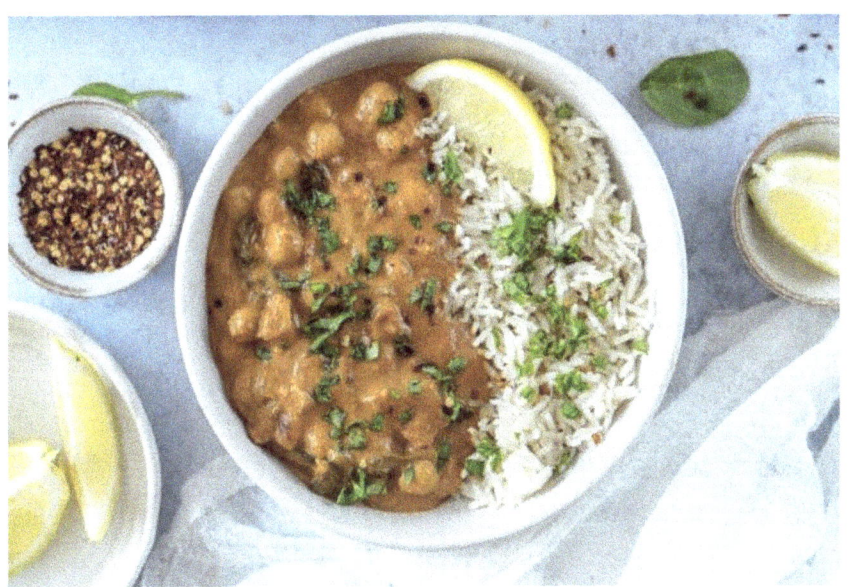

SŁUŻY 4

Składniki

- Pasta Curry
- 4 szklanki ugotowanej ciecierzycy
- 1 szklanka posiekanej kolendry

Wskazówki

a) Zrób pastę curry. Wmieszaj ciecierzycę i ich płyn.
b) Kontynuuj gotowanie. Mieszaj, aż wszystkie składniki się połączą.
c) Usuń z ognia. Wymieszaj w kolendrze tuż przed podaniem, zachowując 1 łyżkę stołową na przybranie.

73. Kurczak w Czerwonym Curry

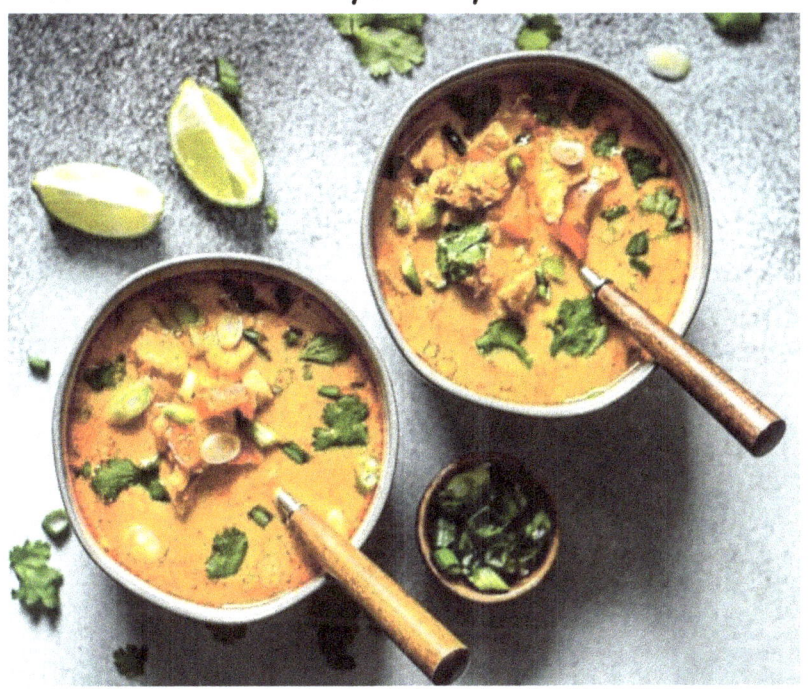

SERWUJE 6

Składniki

- 2 szklanki pokrojonego w kostkę mięsa z kurczaka
- Pasta Curry
- 2 szklanki pasty pomidorowej
- 1/4 szklanki mleka kokosowego lub śmietanki
- Kolendra do dekoracji
- Brązowy ryż do podania

Wskazówki

a) Zrób pastę curry. Dodaj koncentrat pomidorowy; mieszaj i gotuj na wolnym ogniu, aż będzie gładka. Dodaj kurczaka i śmietanę.

b) Mieszaj do połączenia i gotuj na wolnym ogniu przez 15-20 minut.

c) Podawać z brązowym ryżem i kolendrą.

74. Duszona Fasolka Zielonka z Wieprzowiną

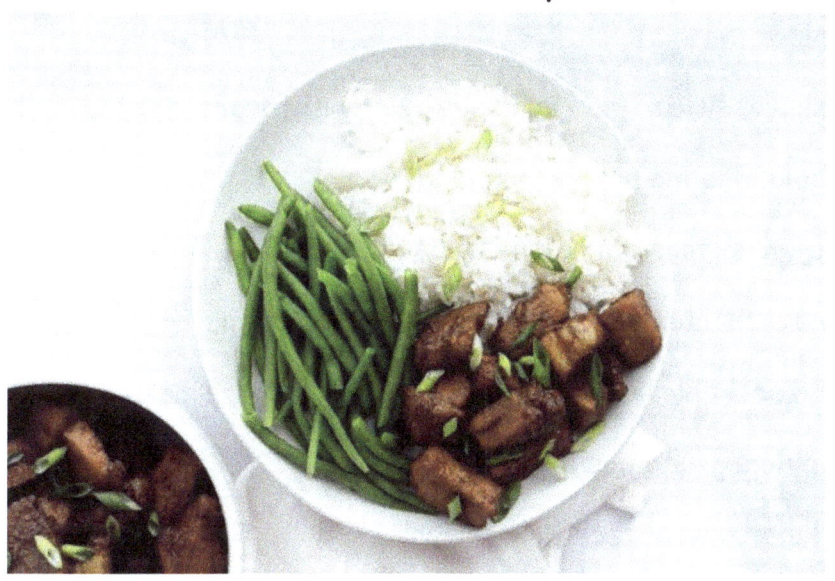

Służy 1

Składniki

- 1 szklanka świeżej lub mrożonej zielonej fasoli
- 1 cebula, drobno posiekana
- 2 ząbki czosnku, pokrojone w cienkie plasterki
- 1/2 cala obranego/pokrojonego świeżego imbiru
- 1/2 łyżeczki płatków papryki czerwonej lub do smaku
- 1 pomidor, grubo posiekany
- 1 łyżka stołowa orzech kokosowy olej
- 1/2 szklanki bulionu z kurczaka
- Sól i mielony czarny pieprz
- 1/4 cytryny, pokrojoną w ósemki, do podania
- 5 uncji chuda wieprzowina

Wskazówki

a) Pokrój każdą fasolę na pół. Rozgrzej olej kokosowy na patelni na średnim ogniu. Podsmaż cebulę, czosnek i imbir na średnim ogniu, aż będą miękkie.

b) Dodaj czerwoną paprykę i pomidory i smaż, aż pomidor zacznie się rozkładać. Dodaj fasolkę szparagową. Dodaj 5 uncji. pokrojona w kostkę chuda wieprzowina.

c) Dodaj bulion i gotuj na średnim ogniu. Przykryj i gotuj, aż fasola będzie miękka.

d) Dopraw do smaku solą i pieprzem. Podawać z ćwiartką cytryny.

75. Ratatuj

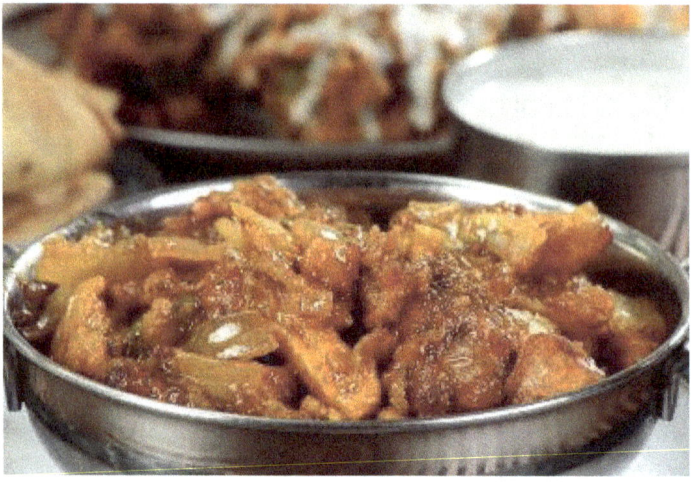

Porcja 4-6
Składniki

- 2 duże bakłażany
- 3 średnie cukinie
- 2 średnie cebule
- 2 czerwone lub zielone papryczki
- 4 duże pomidory
- 2 ząbki czosnku, zmiażdżone
- 4 łyżki stołowe orzech kokosowy olej
- 1 łyżki świeżej bazylii
- Salt i świeżo zmielony czarny pieprz

Wskazówki

a) Pokrój bakłażana i cukinię w 1-calowe plastry. Następnie pokrój każdy plasterek na pół. Posolić i zostawić na godzinę. Sól wyciągnie gorycz.

b) Posiekaj paprykę i cebulę. Pomidory obrać ze skóry, gotując je przez kilka minut. Następnie poćwiartuj, wyjmij nasiona i posiekaj miąższ. Smaż czosnek i cebulę na oleju kokosowym w rondlu przez 10 minut. Dodaj papryki. Wysuszyć bakłażana i cukinię i wrzucić je do rondla. Dodaj bazylię, sól i pieprz. Mieszaj i gotuj przez pół godziny.

c) Dodaj miąższ pomidora, sprawdź przyprawę i gotuj przez kolejne 15 minut bez przykrycia.

76. Grillowana Wołowina

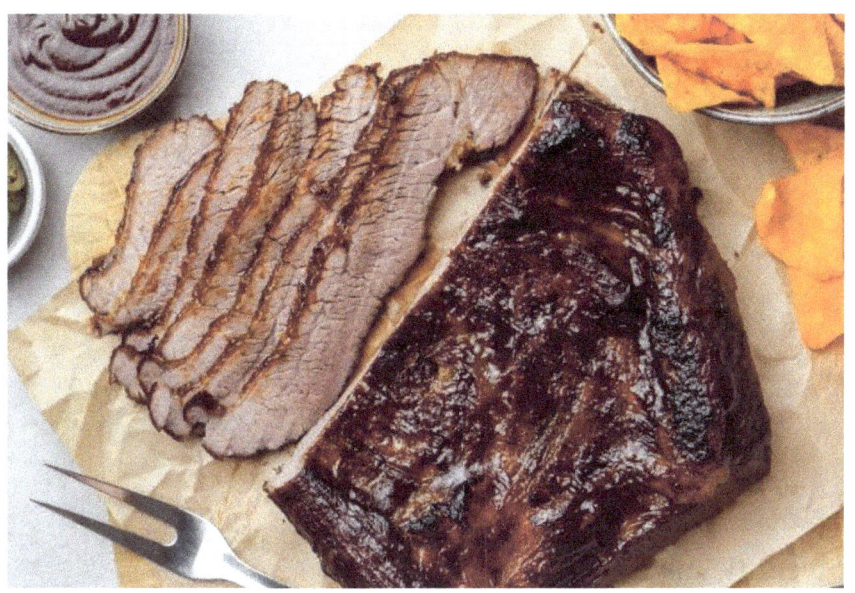

Służy 8

Składniki

- 1-1/2 szklanki pasty pomidorowej
- 1/4 szklanki soku z cytryny
- 2 łyżki musztardy
- 1/2 łyżeczki soli
- 1 posiekana marchewka
- 1/4 łyżeczki mielonego czarnego pieprzu
- 1/2 łyżeczki mielonego czosnku
- 4 funty pieczeni bez kości

Wskazówki

a) W dużej misce wymieszać koncentrat pomidorowy, sok z cytryny i musztardę. Dodać sól, pieprz i czosnek.

b) Umieść pieczeń z karkówki i marchewkę w wolnym naczyniu. Wlej mieszankę pomidorową na pieczeń z karkówki. Przykryj i gotuj na małym ogniu przez 7 do 9 godzin.

c) Wyjmij pieczeń z karkówki z powolnej kuchenki, rozdrobnij widelcem i wróć do powolnej kuchenki. Mięso wymieszać, aby równomiernie polać sosem. Kontynuuj gotowanie około 1 godziny.

77. Polędwica Wołowa z Szalotką

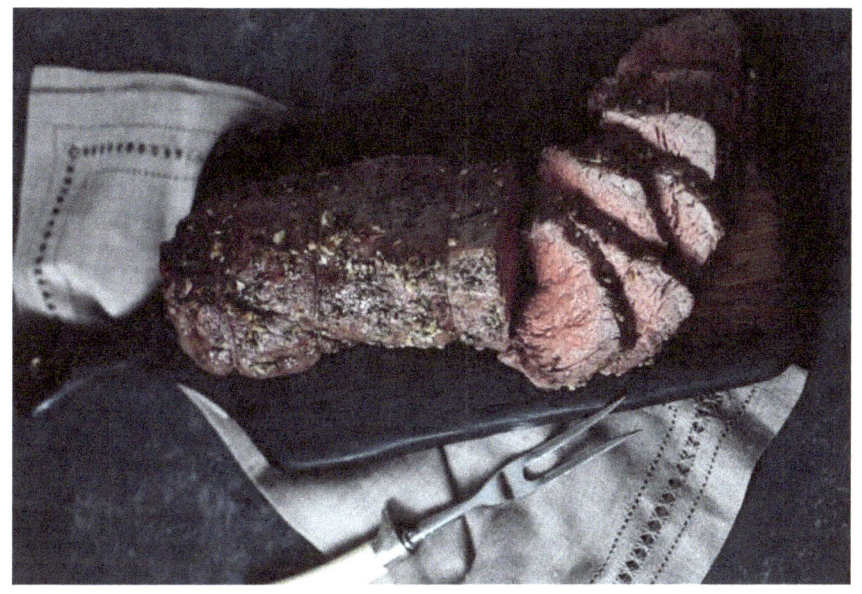

Składniki

- 3/4 funta szalotki, przekrojonej wzdłuż na pół
- 1-1/2 łyżek stołowychOliwaolej lubawokadoolej
- sól i pieprz do smaku
- 3 szklanki bulionu wołowego
- 3/4 szklanki czerwonego wina
- 1-1/2 łyżeczki pasty pomidorowej
- 2 funty pieczonej polędwicy wołowej, przyciętej
- 1 łyżeczka suszonego tymianku
- 3 łyżki stołoweorzech kokosowyolej
- 1 łyżka stołowamigdałowymąka

Wskazówki

a) Rozgrzej piekarnik do 375 stopni F. Wlej szalotki oliwą z oliwek do formy do pieczenia i dopraw solą i pieprzem. Piecz do miękkości szalotki, mieszając od czasu do czasu, około pół godziny.

b) Połącz wino i bulion wołowy w rondlu i zagotuj. Gotuj na dużym ogniu. Objętość należy zmniejszyć o połowę. Dodaj pastę pomidorową. Odłożyć na bok.

c) Osuszyć wołowinę i posypać solą, tymiankiem i pieprzem. Dodaj wołowinę na patelnię posmarowaną olejem kokosowym. Zrumienić ze wszystkich stron na dużym ogniu.

d) Włóż patelnię z powrotem do piekarnika. Pieczeń wołowa około pół godziny na średnio wysmażony. Przełóż wołowinę na półmisek. Przykryj luźno folią.

e) Umieść patelnię na kuchence i dodaj mieszankę bulionową. Doprowadzić do wrzenia i wymieszać, aby zeskrobać zrumienione kawałki. Przełóż do innego rondla i gotuj na wolnym ogniu. Wymieszaj 1 1/2 łyżki oleju kokosowego i mąki w małej misce i wymieszaj. Ubij do bulionu i gotuj na wolnym ogniu, aż sos zgęstnieje. Wymieszać z pieczoną szalotką. Dopraw solą i pieprzem.

f) Pokrój wołowinę na plastry o grubości 1/2 cala. Nałóż trochę sosu.

78. Czerwony pieprz

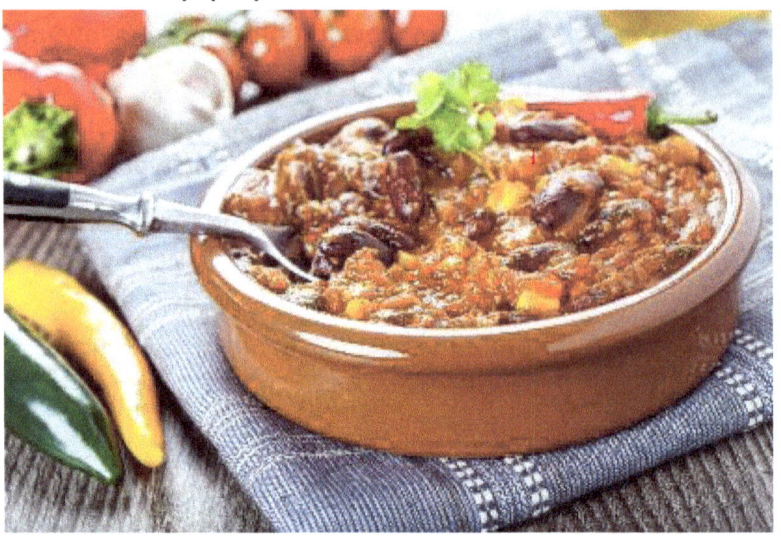

Składniki

- 2 łyżki stołowe orzech kokosowy olej
- 2 cebule, posiekane
- 3 ząbki czosnku, mielone
- 1-funtowa mielona wołowina
- 3/4 funta polędwicy wołowej, pokrojonej w kostkę
- 2 szklanki pokrojonych w kostkę pomidorów
- 1 szklanka mocnej parzonej kawy
- 1 szklanka pasty pomidorowej
- 2 szklanki bulionu wołowego
- 1 łyżki nasion kminku
- 1 łyżki niesłodzonego kakao w proszku
- 1 łyżeczka suszonego oregano
- 1 łyżeczka mielonego pieprzu cayenne
- 1 łyżeczka mielonej kolendry
- 1 łyżeczka soli
- 6 filiżanek gotowanej fasoli
- 4 świeże ostre papryczki chili, posiekane

Wskazówki

a) Rozgrzej olej w rondlu na średnim ogniu. Smaż czosnek, cebulę, polędwicę i mieloną wołowinę na oleju, aż mięso się zrumieni, a cebula będzie przezroczysta.

b) Wymieszaj pokrojone w kostkę pomidory, kawę, koncentrat pomidorowy i bulion wołowy. Dopraw oregano, kminkiem, kakao w proszku, pieprzem cayenne, kolendrą i solą. Dodaj ostrą papryczkę chili i 3 filiżanki fasoli. Zmniejsz ogień i gotuj przez dwie godziny.

c) Wymieszaj pozostałe 3 filiżanki fasoli. Gotuj przez kolejne 30 minut.

79. Glazurowany klops

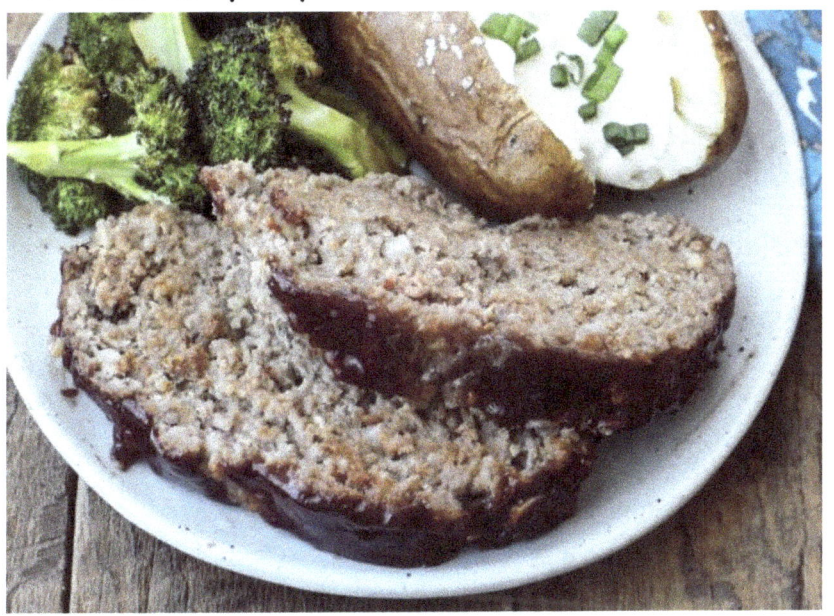

Służy 4

Składniki

- 1/2 szklanki pasty pomidorowej
- 1/4 szklanki soku z cytryny, podzielonej
- 1 łyżeczka musztardy w proszku
- 2 funty mielonej wołowiny
- 1 filiżankalenmączka z nasion
- 1/4 szklanki posiekanej cebuli
- 1 jajko, ubite

Wskazówki

a) Rozgrzej piekarnik do 350 st. C. Wymieszaj musztardę, koncentrat pomidorowy, 1 łyżkę soku z cytryny w małej misce.

b) Połącz cebulę, mieloną wołowinę, len, jajko i pozostały sok z cytryny w osobnej większej misce.

c) Dodaj 1/3 masy koncentratu pomidorowego z mniejszej miski. Wszystko dobrze wymieszaj i włóż do rondla.

d) Piec w 350 stopniach F przez godzinę. Odcedź nadmiar tłuszczu i pokryj pozostałą mieszanką koncentratu pomidorowego. Piecz jeszcze 10 minut.

80. Lasagne z bakłażana

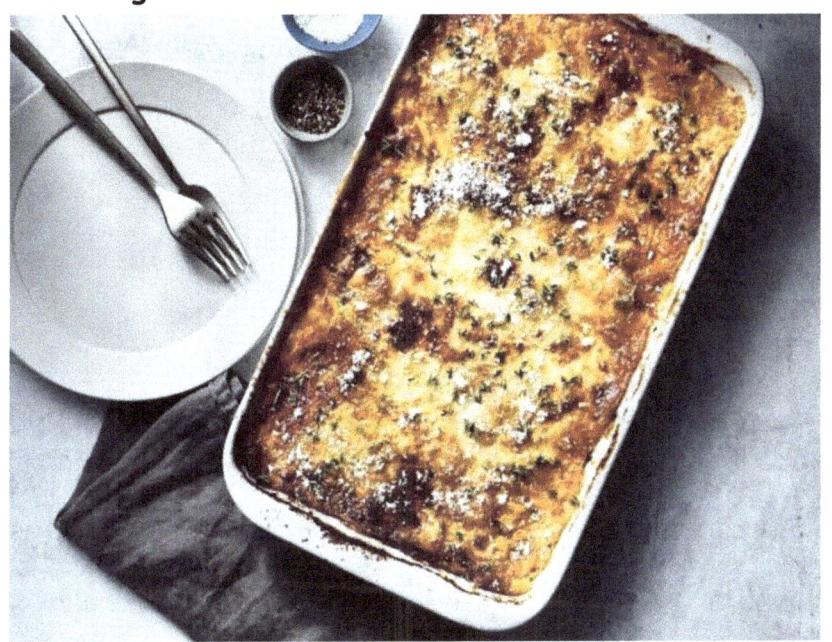

Porcja 4-6
Składniki

- 2 duże bakłażany, obrane i pokrojone wzdłuż w paski
- orzech kokosowyolej
- sól i pieprz

Sos mięsny

- 2 szklanki niskotłuszczowego sera rolniczego
- 2 jajka
- 3 zielone cebule, posiekane
- 1 szklanka posiekanego niskotłuszczowego sera mozzarella

Wskazówki

a) Rozgrzej piekarnik do 425 stopni.

b) Naoliwić arkusz ciasteczek i ułożyć plasterek bakłażana. Posyp solą i pieprzem. Piec plastry po 5 minut z każdej strony. Niższa temp. piekarnika do 375.

c) Cebulę, mięso i czosnek podsmażyć na oleju kokosowym przez 5 minut. Dodaj pieczarki i czerwoną paprykę, gotuj przez 5 minut. Dodaj pomidory, szpinak i przyprawy i gotuj przez 5-10 minut.

d) Wymieszaj mieszankę sera wiejskiego, jajka i cebuli. Rozłóż jedną trzecią sosu mięsnego na dnie szklanej patelni. Ułóż połowę plasterków bakłażana i połowę sera wiejskiego.

Powtarzać. Dodaj ostatnią warstwę sosu, a na wierzch mozzarellę.

e) Przykryj folią. Piec w 375 stopniach przez godzinę. Zdejmij folię i piecz, aż ser się zrumieni. Odstaw na 10 minut przed podaniem.

81. Faszerowany Bakłażan

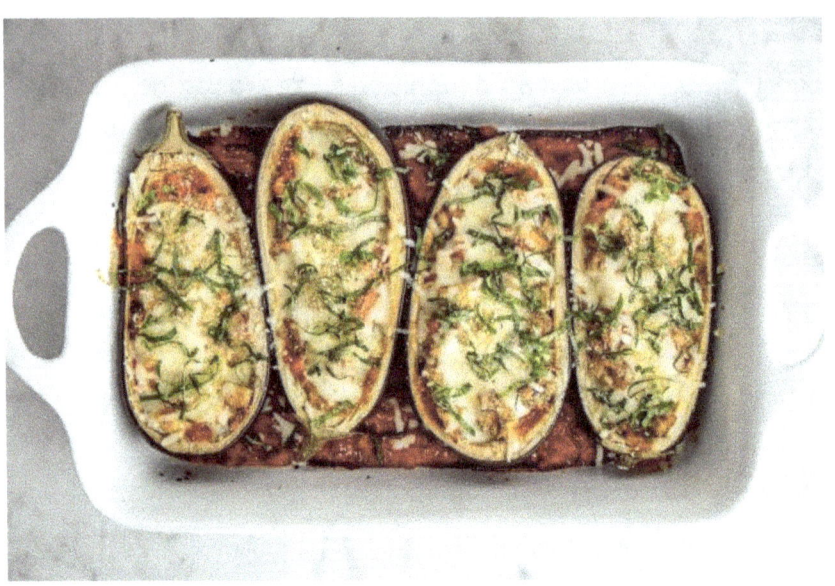

Wskazówki

a) Opłucz bakłażany. Odetnij plasterek z jednego końca. Zrób szeroką szczelinę i posol je. Pomidory bez pestek. Posiekaj je drobno.

b) Pokrój cebulę w cienkie plasterki. Posiekaj ząbki czosnku. Umieść je na patelni z olejem kokosowym.

c) Dodać pomidory, natkę pietruszki, kminek, paprykę, ostrą paprykę i mieloną wołowinę. Smaż przez 10 minut.

d) Wyciśnij bakłażany, aby gorzki sok zniknął. Wypełnij szeroką szczelinę mieszanką mielonej wołowiny. Wlej pozostałą mieszankę. W międzyczasie rozgrzej piekarnik do 375F.

e) Umieść bakłażany na patelni do pieczenia. Posyp je oliwą, sokiem z cytryny i 1 szklanką wody.

f) Przykryj patelnię folią.

82. Faszerowana Czerwona Papryka Z Wołowiną

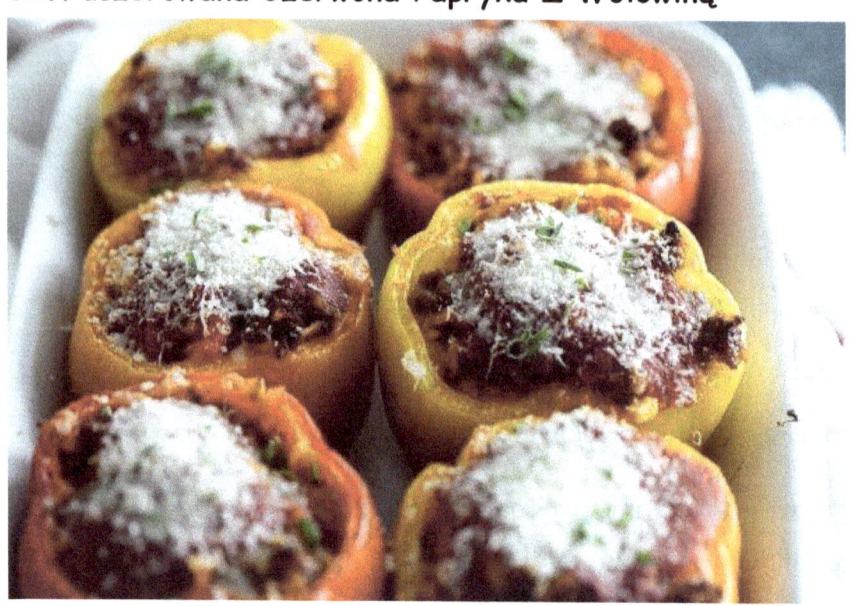

Składniki

- 6 czerwonych papryczek
- sól dla smaku
- 1-funtowa mielona wołowina
- 1/3 szklanki posiekanej cebuli
- sól i pieprz do smaku
- 2 szklanki posiekanych pomidorów
- 1/2 szklanki niegotowanego brązowego ryżu lub
- 1/2 szklanki wody
- 2 szklanki zupy pomidorowej
- woda w razie potrzeby

Wskazówki

a) Gotuj paprykę we wrzącej wodzie przez 5 minut i odcedź.

b) Każdy pieprz posyp solą i odstaw. Na patelni podsmaż cebulę i wołowinę, aż wołowina się zrumieni. Odsącz nadmiar tłuszczu. Dopraw solą i pieprzem. Dodaj ryż, pomidory i 1/2 szklanki wody. Przykryj i gotuj na wolnym ogniu, aż ryż będzie miękki. Usuń z ognia. Dodaj ser.

c) Rozgrzej piekarnik do 350 stopni F. Każdą paprykę nadziewaj mieszanką ryżu i wołowiny. Umieść papryki otwartą stroną do góry w naczyniu do pieczenia. Połącz zupę pomidorową z wystarczającą ilością wody, aby zupa miała konsystencję sosu w osobnej misce.

d) Zalej paprykę.

e) Piec pod przykryciem przez 25 do 35 minut.

83. Super Gulasz

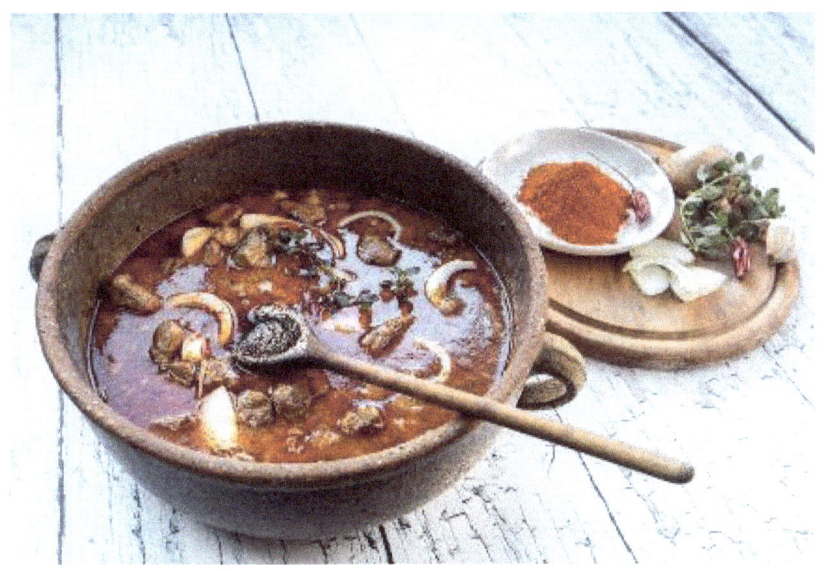

PORCJA 4-6

Składniki

- 3 szklanki kalafiora
- 1-funtowa mielona wołowina
- 1 średnia cebula, posiekana
- sól dla smaku
- zmielony czarny pieprz do smaku
- czosnek do smaku
- 2 szklanki ugotowanej fasoli
- 1 szklanka pasty pomidorowej

Wskazówki

a) Zmiel mieloną wołowinę i cebulę na patelni, na średnim ogniu. Odcedź tłuszcz. Dodaj czosnek, sól i pieprz do smaku.

b) Dodaj kalafior, fasolę i koncentrat pomidorowy. Gotuj, aż kalafior będzie gotowy.

84. Frijoles Charros

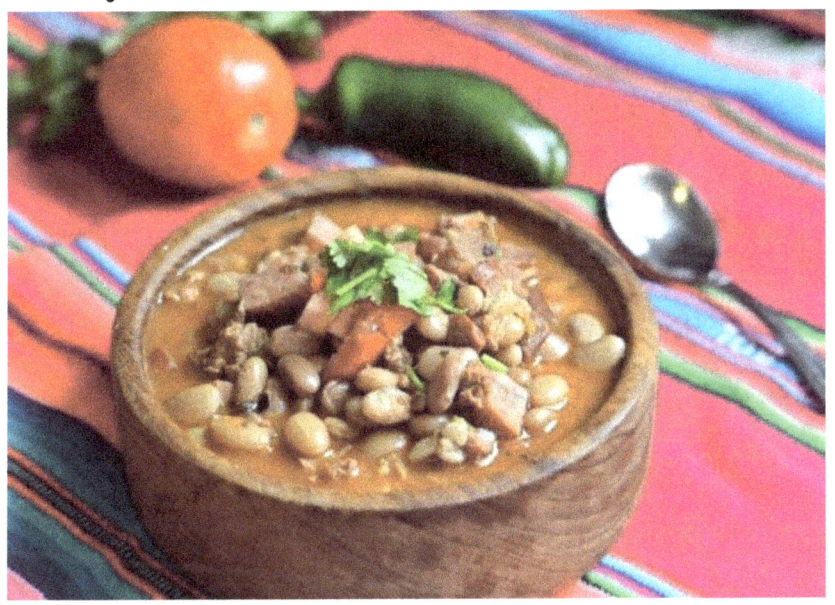

Porcja 4-6

Składniki

- 1-funtowa sucha fasola pinto
- 5 ząbków czosnku, posiekanych
- 1 łyżeczka soli
- 1/2 funta wieprzowiny pokrojonej w kostkę
- 1 cebula, posiekana i 2 świeże pomidory, pokrojone w kostkę
- kilka pokrojonych w plasterki papryczek jalapenos
- 1/3 szklanki posiekanej kolendry

Wskazówki

a) Włóż fasolę pinto do wolnowaru. Zalej wodą. Dodaj czosnek i sól. Przykryj i gotuj 1 godzinę na High.

b) Gotuj wieprzowinę na patelni na dużym ogniu, aż się zarumieni. Odcedź tłuszcz. Umieść cebulę na patelni. Gotuj do miękkości. Dodaj papryczki jalapenos i pomidory. Gotuj, aż się podgrzeje. Przełóż do wolnowaru i wymieszaj z fasolą. Kontynuuj gotowanie przez 4 godziny na niskim poziomie. Wymieszaj w kolendrze około pół godziny przed końcem gotowania.

85. Kurczak Cacciatore

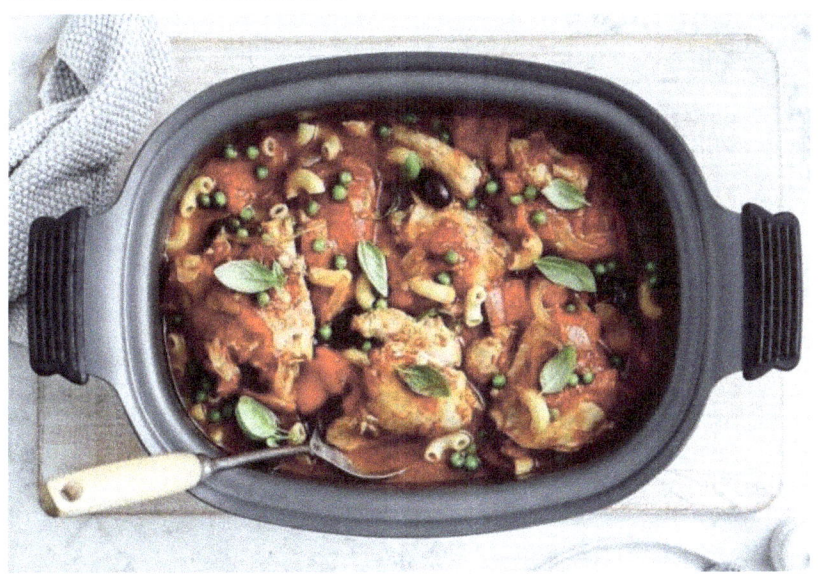

Służy 8
Składniki

- 4 funty udek z kurczaka ze skórą
- 2 łyżki extra virginOliwaolej lubawokadoolej
- Sól
- 1 pokrojona cebula
- 1/3 szklanki czerwonego wina
- 1 pokrojona czerwona lub zielona papryka
- 8 uncji pokrojonych w plasterki grzybów cremini
- 2 pokrojone ząbki czosnku
- 3 szklanki obranych i pokrojonych pomidorów
- 1/2 łyżeczki mielonego czarnego pieprzu
- 1 łyżeczka suszonego oregano
- 1 łyżeczka suszonego tymianku
- 1 gałązka świeżego rozmarynu
- 1 łyżki świeżej pietruszki

Wskazówki

a) Posmaruj kurczaka solą ze wszystkich stron. Rozgrzej oliwę z oliwek na patelni na średnim poziomie. Na patelni przyrumienić kilka kawałków kurczaka skórą do dołu (nie przesadzać) przez 5 minut, a następnie odwrócić. Odłożyć na bok. Upewnij się, że zostały Ci 2 łyżki wytopionego tłuszczu.

b) Na patelnię wrzuć cebulę, pieczarki i paprykę. Zwiększ ogień do średniej mocy. Gotuj, aż cebula będzie miękka, mieszając, około 10 minut. Dodaj czosnek i smaż jeszcze minutę.

c) Dodaj wino. Zeskrob zrumienione kawałki i gotuj na wolnym ogniu, aż wino zmniejszy się o połowę. Dodać pomidory, paprykę, oregano, tymianek i łyżeczki soli. Dusić bez przykrycia jeszcze przez jakieś 5 minut. Połóż kawałki kurczaka na pomidorach skórą do góry. Obniż ciepło. Przykryj patelnię lekko uchyloną pokrywką.

d) Ugotuj kurczaka na wolnym ogniu. Od czasu do czasu obracaj i fastryguj. Dodaj rozmaryn i gotuj, aż mięso będzie miękkie, około 30 do 40 minut. Udekoruj pietruszką.

86. Kapusta Duszona z Mięsem

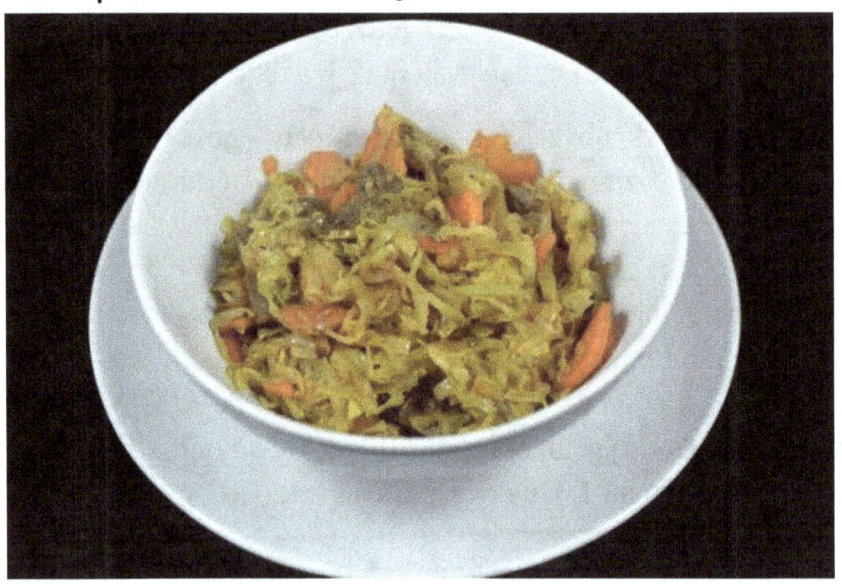

Służy 8
Składniki

- 1-1/2 funta mielonej wołowiny
- 1 szklanka bulionu wołowego
- 1 posiekana cebula
- 1 liść laurowy
- 1/4 łyżeczki pieprzu
- 2 pokrojone żeberka selerowe
- 4 szklanki posiekanej kapusty
- 1 marchewka, pokrojona w plastry
- 1 szklanka pasty pomidorowej
- 1/4 łyżeczki soli

Wskazówki

a) Mięso mielone przyrumienić w garnku. Dodaj bulion wołowy, cebulę, paprykę i liść laurowy. Przykryj i gotuj do miękkości (około 30 minut). Dodaj seler, kapustę i marchew.

b) Przykryj i gotuj na wolnym ogniu, aż warzywa będą miękkie. Wymieszaj pastę pomidorową i mieszankę przypraw. Dusić bez przykrycia przez 20 minut.

87. Gulasz Wołowy z Groszkiem i Marchewką

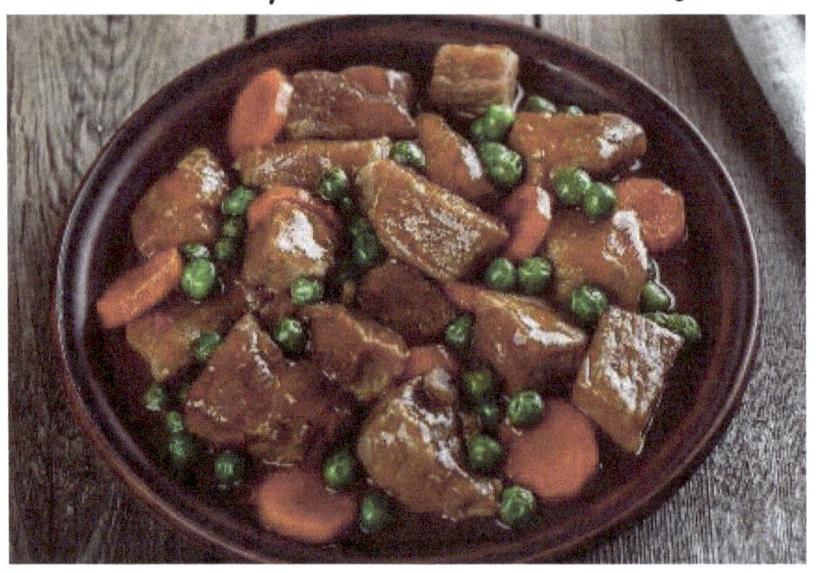

Służy 8
Składniki

- 1-1 / 2 szklanki posiekanej marchewki·
- 1 szklanka posiekanej cebuli
- 2 łyżki stołoweorzech kokosowyolej
- 1-1/2 szklanki zielonego groszku
- 4 szklanki bulionu wołowego
- 1/2 łyżeczki soli
- 1/4 łyżeczki mielonego czarnego pieprzu
- 1/2 łyżeczki mielonego czosnku
- 4 funty pieczeni bez kości

Wskazówki

a) Smaż cebulę w oleju kokosowym na średnim ogniu (kilka minut). Dodaj wszystkie pozostałe składniki i wymieszaj.

b) Przykryj i gotuj na małym ogniu przez 2 godziny. Mąkę migdałową mieszamy z zimną wodą, dodajemy do gulaszu i gotujemy jeszcze minutę.

88. Gulasz Z Zielonego Kurczaka

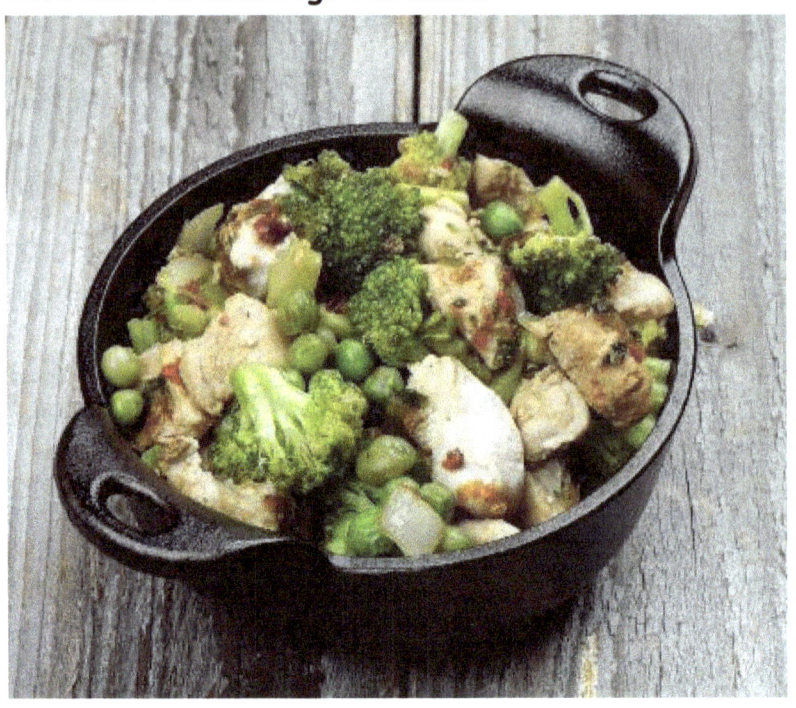

Służy 6-8
Składniki

- 1-1/2 szklanki różyczek brokułów
- 1 szklanka posiekanych łodyg selera
- 1 szklanka pokrojonego porów
- 2 łyżki stołoweorzech kokosowyolej
- 1-1/2 szklanki zielonego groszku
- 2 szklanki bulionu z kurczaka
- 1/2 łyżeczki soli
- 1/4 łyżeczki mielonego czarnego pieprzu
- 1/2 łyżeczki mielonego czosnku

- 4 funty kawałków kurczaka bez kości i bez skóry

Wskazówki

a) Smaż pory w oleju kokosowym na średnim ogniu, aż będą miękkie (kilka minut). Dodaj wszystkie pozostałe składniki i wymieszaj.

b) Przykryj i gotuj na małym ogniu przez 1 godzinę. Mąkę migdałową mieszamy z zimną wodą, dodajemy do gulaszu i gotujemy jeszcze minutę.

89. Irlandzki gulasz

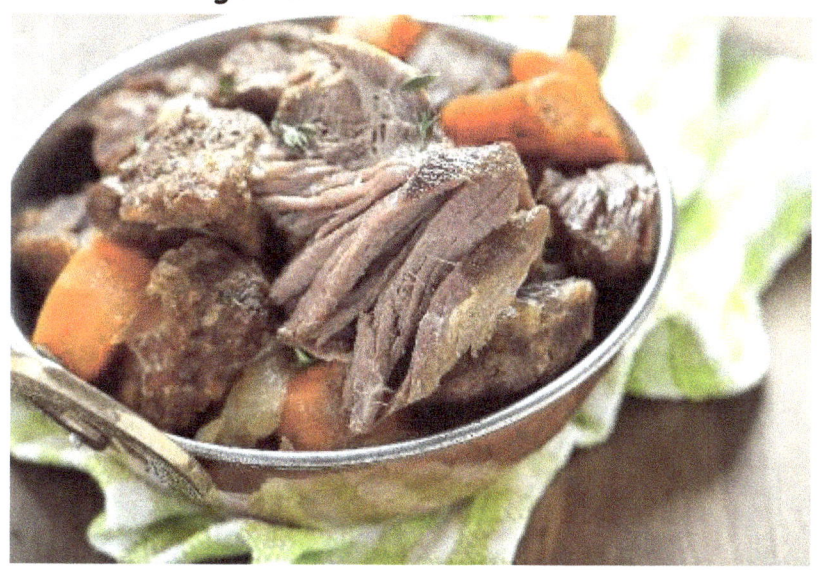

Służy 8
Składniki

- 2 posiekane cebule
- 2 łyżki stołoweorzech kokosowyolej
- 1 gałązka suszonego tymianku
- 2 1/2 funta posiekanego mięsa z karkówki jagnięcej
- 6 posiekanych marchewek
- 2 łyżki brązowego ryżu
- 5 filiżanek wywaru z kurczaka
- Sól
- Zmielony czarny pieprz
- 1 bukiet garni (tymianek, pietruszka i liść laurowy)
- 2 posiekane bataty
- 1 pęczek posiekanej natki pietruszki
- 1 pęczek szczypiorku

Wskazówki

a) Cebulę smażymy w oleju kokosowym na średnim ogniu do miękkości. Dodaj suszony tymianek i jagnięcinę i wymieszaj. Dodaj brązowy ryż, marchew i bulion z kurczaka. Dodaj sól, pieprz i bukiet garni. Przykryj i gotuj na małym ogniu przez 2 godziny. Na gulasz położyć słodkie ziemniaki i gotować przez 30 minut, aż mięso się rozpadnie.

b) Udekoruj pietruszką i szczypiorkiem.

90. Węgierski Gulasz Grochowy

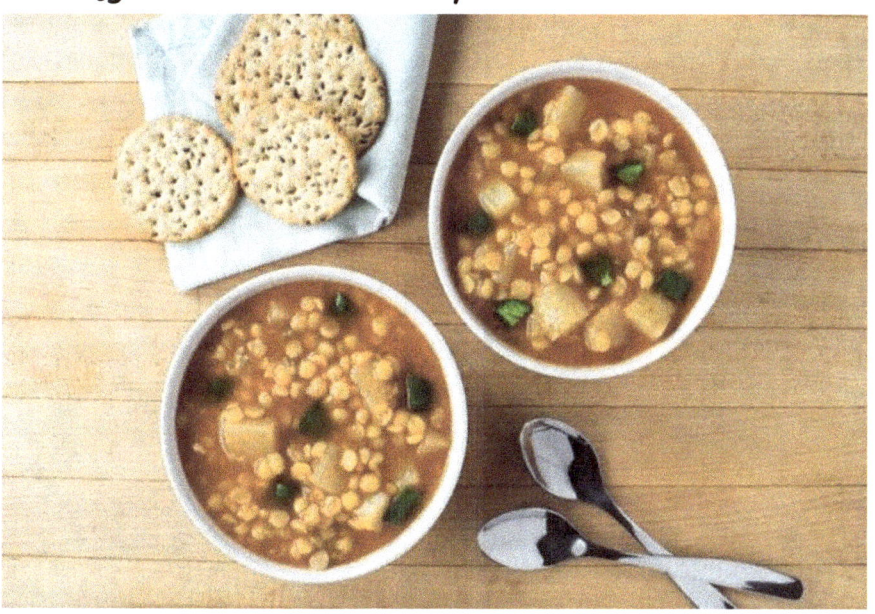

Służy 8
Składniki

- 6 filiżanek zielonego groszku
- 1 funt pokrojonej w kostkę wieprzowiny
- 2 łyżki stołowe Oliwa olej lub awokado olej
- 3 1/2 łyżki stołowej migdałowy mąka
- 2 łyżki posiekanej natki pietruszki
- 1 szklanka wody
- 1/2 łyżeczki soli
- 1 szklanka mleka kokosowego
- 1 łyżeczka cukru kokosowego

Wskazówki

a) Dusić wieprzowinę i zielony groszek na oliwie z oliwek na średnim ogniu do prawie miękkości (ok. 10 minut)

b) Dodaj sól, posiekaną pietruszkę, cukier kokosowy i mąkę migdałową i gotuj jeszcze minutę.

c) Dodaj wodę, następnie mleko i wymieszaj.

d) Gotuj przez kolejne 4 minuty na małym ogniu, od czasu do czasu mieszając.

91. Kurczak tikka masala

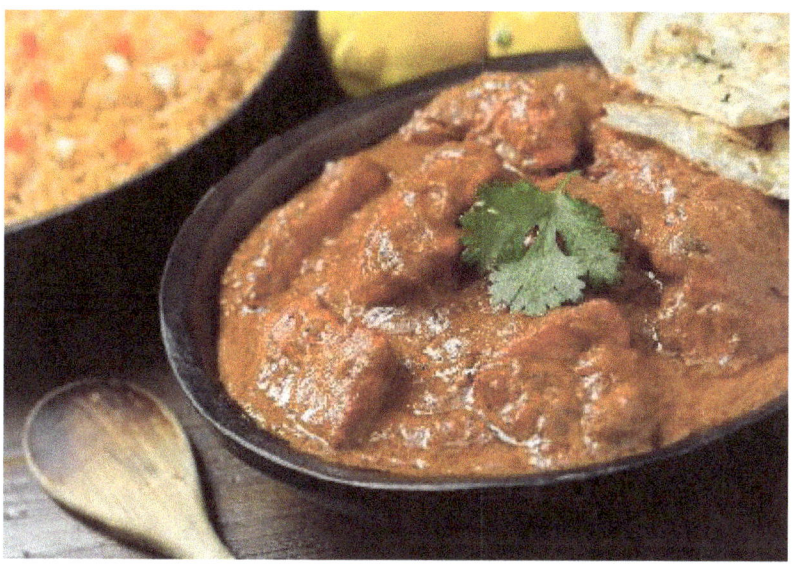

Składniki

- 5 funtów kawałków kurczaka, bez skóry, z kością
- 3 łyżki prażonej papryki
- 2 łyżki prażonych nasion kolendry mielonej
- 12 posiekanych ząbków czosnku
- 3 łyżki posiekanego świeżego imbiru
- 2 szklanki jogurtu
- 3/4 szklanki soku z cytryny (4 do 6 cytryn)
- 1 łyżeczka soli morskiej
- 4 łyżki stołoweorzech kokosowyolej
- 1 pokrojona cebula
- 4 szklanki posiekanych pomidorów
- 1/2 szklanki posiekanej kolendry
- 1 szklanka kremu kokosowego

Wskazówki

a) Nacinaj kurczaka głęboko w odstępach 1-calowych nożem. Włóż kurczaka do dużego naczynia do pieczenia.

b) Połącz kolendrę, kminek, paprykę, kurkumę i cayenne w misce i wymieszaj. Odłóż 3 łyżki tej mieszanki przypraw. Połącz pozostałe 6 łyżek mieszanki przypraw z 8 ząbkami czosnku czosnku, jogurtem, 2 łyżkami imbiru, 1/4 szklanki soli i 1/2 szklanki soku z cytryny w dużej misce i wymieszaj. Kawałki kurczaka polać marynatą.

c) Rozgrzej olej kokosowy w dużym garnku na średnim ogniu i dodaj pozostały czosnek i imbir. Dodaj cebulę. Gotuj około 10 minut, od czasu do czasu mieszając. Dodaj zarezerwowaną mieszankę przypraw i gotuj, aż pachnie, około pół minuty. Zeskrob zrumienione kawałki z dna patelni i dodaj pomidory oraz połowę kolendry. Gotuj przez 15 minut. Niech ostygnie i przecier.

d) Dodaj śmietanę kokosową i pozostałą ćwiartkę soku z cytryny. Dopraw do smaku solą i odstaw, aż kurczak się ugotuje.

e) Kurczaka gotujemy na grillu lub pod grillem.

f) Usuń kurczaka z kości i pokrój na kawałki wielkości kęsa. Dodaj kawałki kurczaka do garnka z sosem. Zagotuj na średnim ogniu i gotuj około 10 minut.

92. Grecka Gulasz Wołowy (Stifado)

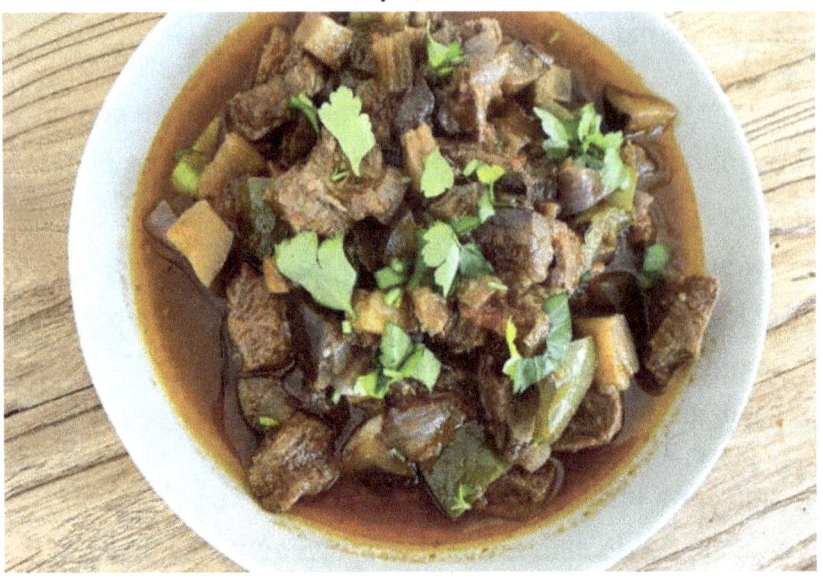

Służy 8

Składniki

- 4 duże kawałki cielęciny lub wołowiny osso bucco
- 20 całych szalotek, obranych
- 3 liście laurowe
- 8 ząbków czosnku
- 3 gałązki rozmarynu
- 6 całe ziele angielskie
- 5 całych goździków
- 1/2 łyżeczki mielonej gałki muszkatołowej

- 1/2 kubka Oliwa olej lub awokado olej
- 1/3 szklanki octu jabłkowego
- 1 łyżka soli
- 2 szklanki pasty pomidorowej
- 1/4 łyżeczki czarnego pieprzu

Wskazówki

a) Wymieszaj ocet i pastę pomidorową i odstaw na bok. Do garnka włożyć mięso, szalotki, czosnek i wszystkie przyprawy.

b) Dodaj koncentrat pomidorowy, olej i ocet. Przykryj garnek, doprowadź do niskiego wrzenia i gotuj na wolnym ogniu przez 2 godziny. Nie otwieraj i nie mieszaj, tylko od czasu do czasu potrząśnij garnkiem.

c) Podawać z brązowym ryżem lub komosą ryżową.

93. Gulasz Mięsny z Czerwoną Fasolą

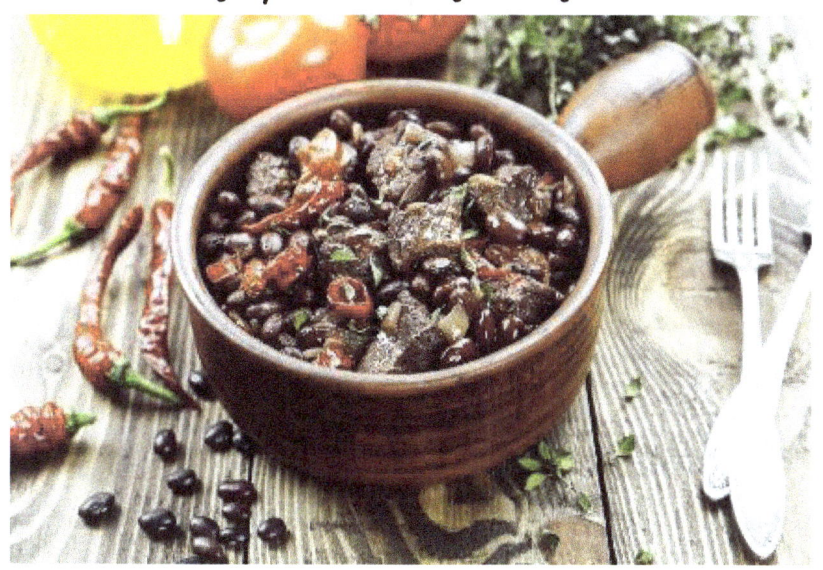

Służy 8

Składniki

- 3 łyżki stołoweOliwaolej lubawokadoolej
- 1/2 posiekanej cebuli
- 1 funt chudej wołowiny pokrojonej w kostkę
- 2 łyżeczki mielonego kminku
- 2 łyżeczki mielonej kurkumy (opcjonalnie)
- 1/2 łyżeczki mielonego cynamonu (opcjonalnie)
- 2 1/2 szklanki wody
- 5 łyżek posiekanej świeżej pietruszki
- 3 łyżki odkrojonego szczypiorku
- 2 szklanki ugotowanej fasoli
- 1 cytryna, sok z
- 1 łyżka stołowamigdałowymąka
- sól i czarny pieprz

Wskazówki

a) Podsmaż cebulę na patelni z dwiema łyżkami oleju do miękkości.

b) Dodaj wołowinę i smaż, aż mięso zrumieni się ze wszystkich stron. Dodaj kurkumę, cynamon (oba opcjonalnie) i kminek i gotuj przez minutę. Dodaj wodę i zagotuj.

c) Przykryj i gotuj na małym ogniu przez 45 minut. Mieszaj od czasu do czasu. Smaż pietruszkę i szczypiorek z pozostałą 1 łyżką oliwy z oliwek przez około 2 minuty i dodaj tę mieszankę do wołowiny. Dodaj fasolę i sok z cytryny, dopraw solą i pieprzem.

d) Wymieszać w jednym Łyżki mąki migdałowej wymieszać z odrobiną wody, aby zagęścić gulasz. Dusić bez przykrycia przez pół godziny, aż mięso zmięknie. Podawać z brązowym ryżem.

94. Gulasz z jagnięciny i słodkich ziemniaków

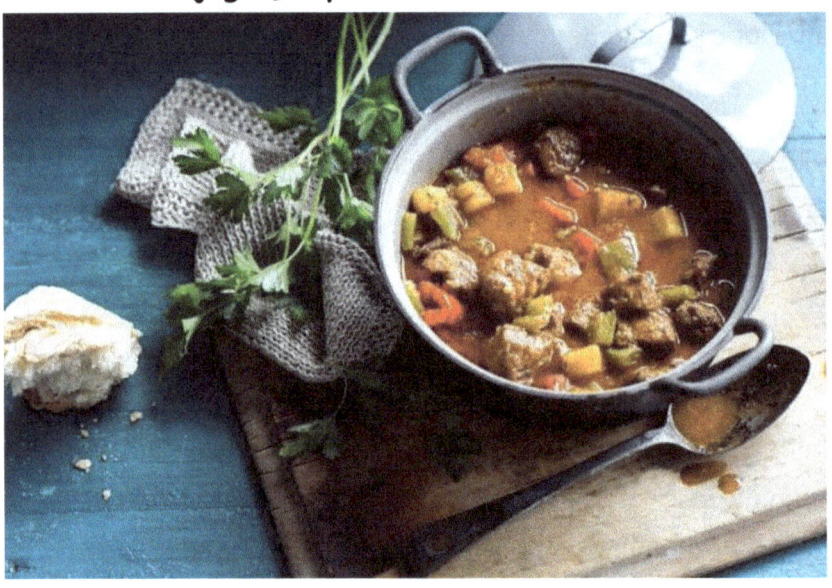

Służy 8

Składniki

- 1-1/2 szklanki pasty pomidorowej
- 1/4 szklanki soku z cytryny
- 2 łyżki musztardy
- 1/2 łyżeczki soli
- 1/4 łyżeczki mielonego czarnego pieprzu
- 1/4 szklanki masywnego masła migdałowego
- 2 bataty pokrojone w kostkę
- 1/2 łyżeczki mielonego czosnku
- 4 funty pieczeni bez kości

Wskazówki

a) W dużej misce wymieszać koncentrat pomidorowy, sok z cytryny, masło migdałowe i musztardę. Wymieszaj sól, pieprz, czosnek i pokrojony w kostkę batat. Umieść pieczeń z karkówki w wolnym naczyniu. Wlej mieszankę pomidorową na pieczeń z karkówki.

b) Przykryj i gotuj na małym ogniu przez 7 do 9 godzin.

c) Wyjmij pieczeń z karkówki z powolnej kuchenki, rozdrobnij widelcem i wróć do powolnej kuchenki. Mięso wymieszać, aby równomiernie polać sosem. Kontynuuj gotowanie około 1 godziny.

95. Pieczona Pierś z Kurczaka

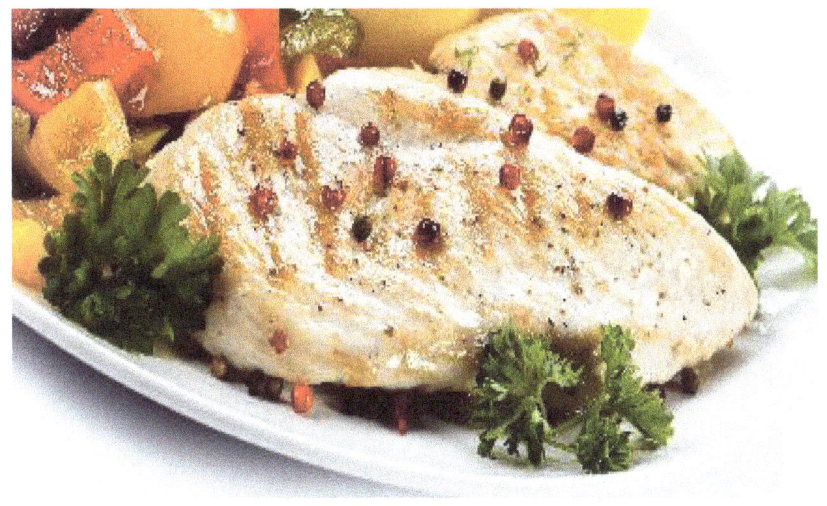

SŁUŻY 10

Składniki

- 10 piersi z kurczaka bez kości bez skóry
- 3/4 szklanki niskotłuszczowego jogurtu
- 1/2 szklanki posiekanej bazylii
- 2 łyżeczki mąki z maranta
- 1 szklanka grubo zmielonych płatków owsianych

Wskazówki

a) Ułóż kurczaka w naczyniu do pieczenia. Połącz mąkę bazyliową, jogurtową i maranta; dobrze wymieszaj i rozprowadź na kurczaku.

b) Płatki owsiane wymieszać z solą i pieprzem do smaku i posypać kurczakiem.

c) Piec kurczaka w 375 stopniach w piekarniku przez pół godziny. Na 10 porcji.

96. Pieczony Kurczak z Rozmarynem

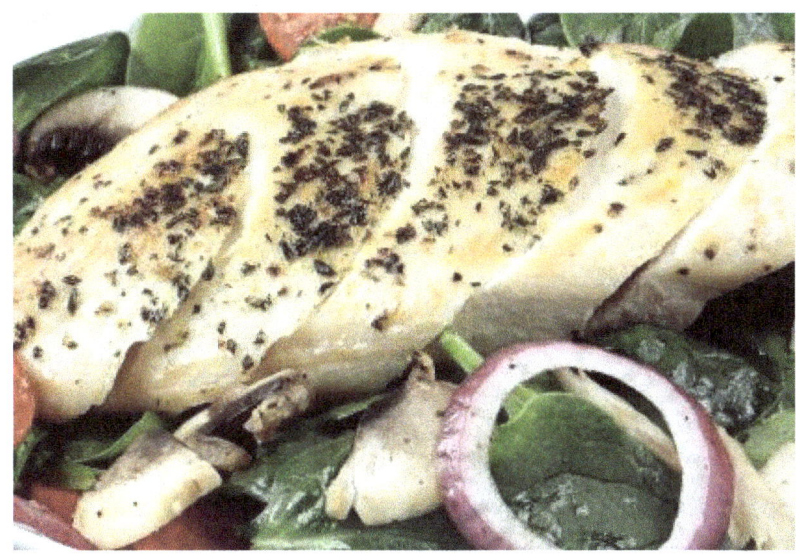

SŁUŻY 6-8

Składniki

- 1 (3 funty) całego kurczaka, opłukanego, obranego ze skóry
- sól i pieprz do smaku
- 1 cebula, pokrojona na ćwiartki
- 1/4 szklanki posiekanego rozmarynu

Wskazówki

a) Rozgrzej piekarnik do 350F. Mięso posyp solą i pieprzem. Faszerować cebulą i rozmarynem.

b) Umieścić w naczyniu do pieczenia i piec w nagrzanym piekarniku, aż kurczak się upiecze.

c) W zależności od wielkości ptaka czas gotowania będzie się różnić.

97. Carne Asada

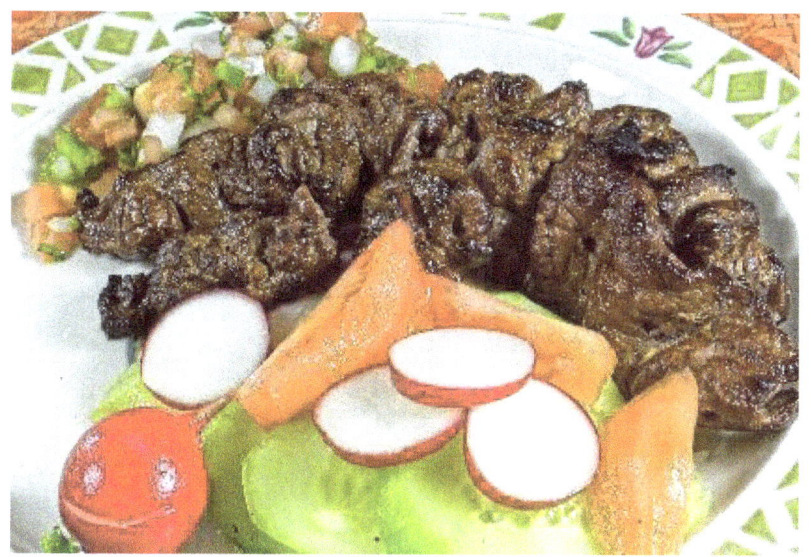

Wskazówki

a) Wymieszaj czosnek, jalapeno, kolendrę, sól i pieprz na pastę. Włóż pastę do pojemnika. Dodaj olej, sok z limonki i sok pomarańczowy. Wstrząśnij, aby połączyć. Używaj jako marynata do wołowiny lub jako przyprawa stołowa.

b) Stek włożyć do formy do pieczenia i polać marynatą. W lodówce do 8 godzin. Stek wyjąć z marynaty i doprawić z obu stron solą i pieprzem.

c) Grilluj (lub smaż) stek przez 7 do 10 minut z każdej strony, obracając raz, aż będzie średnio wysmażony. Połóż stek na desce do krojenia i pozwól sokom ostygnąć (5 minut). Stek pokroić w cienkie plasterki w poprzek ziarna.

98. Cioppino

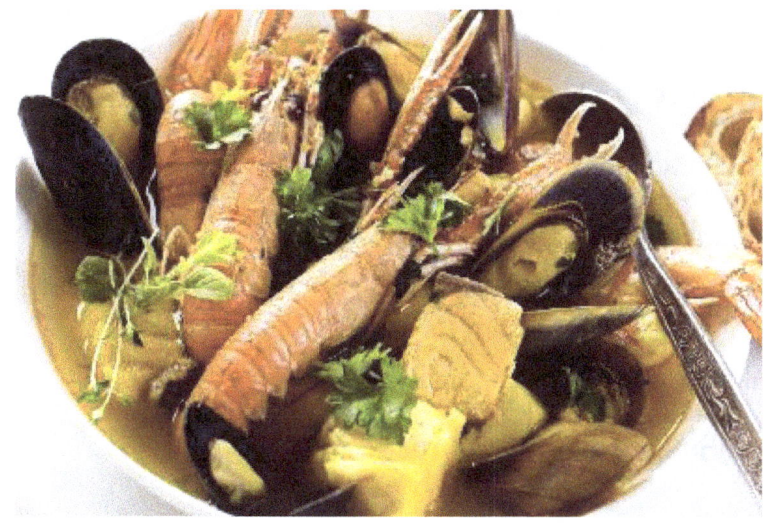

SERWUJE 6
Składniki

- 3/4 szklankiorzech kokosowyolej
- 2 cebule, posiekane
- 2 ząbki czosnku, posiekane
- 1 pęczek świeżej pietruszki, posiekanej
- 1,5 szklanki duszonych pomidorów
- 1,5 szklanki bulionu z kurczaka
- 2 liście laurowe
- 1 łyżki suszonej bazylii
- 1/2 łyżeczki suszonego tymianku
- 1/2 łyżeczki suszonego oregano
- 1 szklanka wody
- 1-1/2 szklanki białego wina
- 1,5 kg obranych i pozbawionych żyłki dużych krewetek
- 1-1/2 funta przegrzebków z zatoki
- 18 małych małży
- 18 oczyszczonych i pozbawionych brody małży
- 1-1/2 szklanki mięsa krabowego
- 1-1/2 funta filetów z dorsza, pokrojonych w kostkę

Wskazówki

a) Na średnim ogniu rozpuść olej kokosowy w dużym garnku i dodaj cebulę, pietruszkę i czosnek. Gotuj powoli, mieszając od czasu do czasu, aż cebula będzie miękka. Dodaj pomidory do garnka. Dodać bulion z kurczaka, oregano, liście laurowe, bazylię, tymianek, wodę i wino. Dobrze wymieszaj.

b) Przykryj i gotuj 30 minut. Dodać krewetki, przegrzebki, małże, małże i mięso kraba. Dodaj rybę. Doprowadzić do wrzenia. Zmniejsz ogień, przykryj i gotuj na wolnym ogniu, aż małże się otworzą.

99. Flądra z Pomarańczowym Kokosem

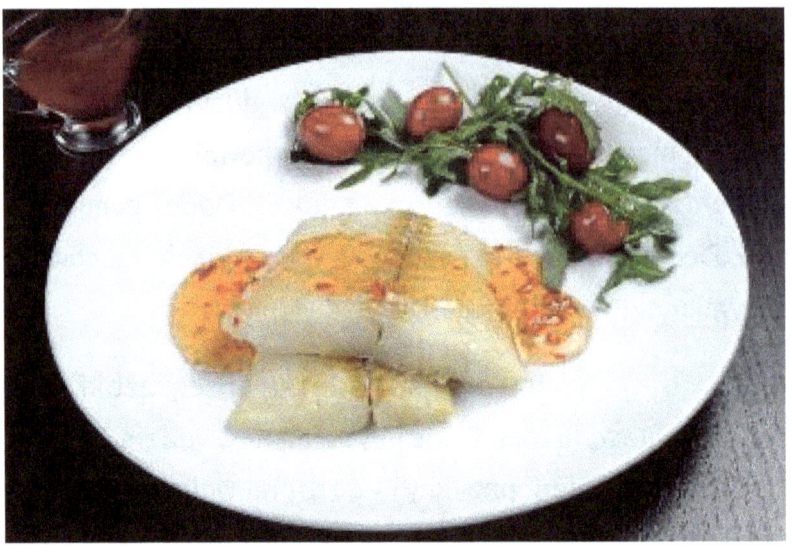

Serwuje 6

Składniki

- 3 1/2 funta. flądra
- 3 łyżki białego wina
- 3 łyżki soku z cytryny
- 3 łyżki stołoweorzech kokosowyolej
- 3 łyżki natki pietruszki
- 1 łyżeczka czarnego pieprzu
- 2 łyżki skórki pomarańczowej
- 1/2 łyżeczki soli
- 1/2 szklanki posiekanej szalotki

Wskazówki

a) Rozgrzej piekarnik do 325F. Rybę posyp pieprzem i solą.

b) Umieść rybę w naczyniu do pieczenia. Posyp rybę skórką pomarańczową. Rozpuść pozostały olej kokosowy i dodaj pietruszkę i szalotki do oleju kokosowego i zalej flądrę. Następnie dodaj białe wino.

c) Wstawić do piekarnika i piec przez 15 minut. Rybę podawać z dodatkowym sokiem.

100. Grilowany łosoś

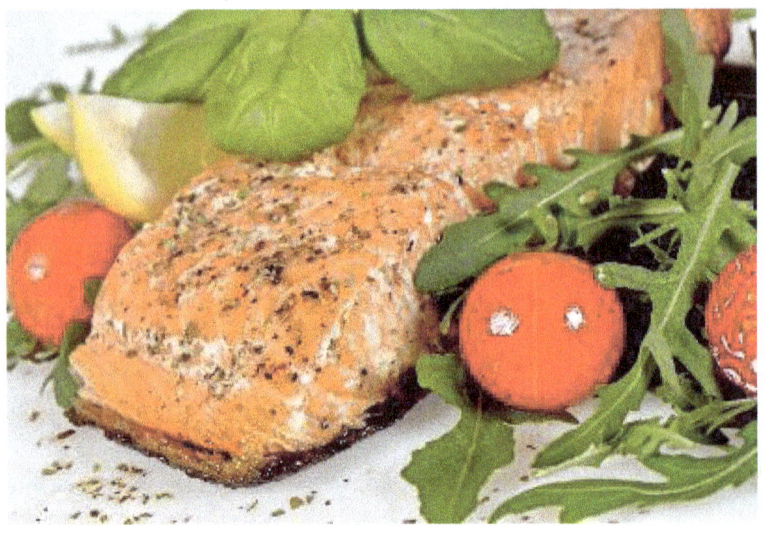

Służy 4

Składniki

- 4 (4 uncje) filetów z łososia
- 1/4 szklanki orzech kokosowy olej
- 2 łyżki sosu rybnego
- 2 łyżki soku z cytryny
- 2 łyżki cienko pokrojonej zielonej cebuli
- 1 ząbek czosnku, posiekany i 3/4 łyżeczki mielonego imbiru
- 1/2 łyżeczki pokruszonych płatków czerwonej papryki
- 1/2 łyżeczki oleju sezamowego
- 1/8 łyżeczki soli

Wskazówki

a) Wymieszaj olej kokosowy, sos rybny, czosnek, imbir, czerwone płatki chili, sok z cytryny, zieloną cebulkę, olej sezamowy i sól. Włóż rybę do szklanego naczynia i zalej marynatą.

b) Przykryj i wstaw do lodówki na 4 godziny.

c) Rozgrzej grill. Umieść łososia na grillu. Grilluj, aż ryba stanie się miękka. Obróć do połowy podczas gotowania.

WNIOSEK

Aby ustalić, czy żywność jest niskotłuszczowa, osoba może przeczytać etykietę dotyczącą wartości odżywczej. Ważne jest, aby przeczytać część etykiety, która zawiera określone wartości, ponieważ wielu producentów określa żywność jako „niskotłuszczową", mimo że ma stosunkowo wysoką zawartość tłuszczu.

Przykłady niskotłuszczowych produktów spożywczych, które dana osoba może włączyć do swojej diety, obejmują:

- Zboża, ziarna i produkty makaronowe
- tortille kukurydziane lub pełnoziarniste
- pieczone krakersy
- większość płatków na zimno
- makarony, zwłaszcza wersje pełnoziarniste
- owsianka
- Ryż
- bułeczki pełnoziarniste
- Angielskie muffinki
- chleb pita

www.ingramcontent.com/pod-product-compliance
Lightning Source LLC
Chambersburg PA
CBHW070659120526
44590CB00013BA/1026